医疗机构医务人员三基训练习题集

肿瘤科

东南大学出版社
·南　京·

图书在版编目(CIP)数据

医疗机构医务人员三基训练习题集.肿瘤科/唐金海主编.—南京:东南大学出版社,2007.10(2018.1重印)
ISBN 978-7-5641-0865-6

Ⅰ.医… Ⅱ.唐… Ⅲ.①医药卫生人员—技术培训—习题②肿瘤学—医药卫生人员—技术培训—习题
Ⅳ.R192-44

中国版本图书馆CIP数据核字(2007)第115635号

医疗机构医务人员三基训练习题集——肿瘤科

主　　编	唐金海
出 版 人	江建中
责任编辑	张　慧
出版发行	东南大学出版社 (江苏省南京市四牌楼2号东南大学校内　邮政编码210096)
网　　址	http://www.seupress.com
印　　刷	南京京新印刷有限公司
开　　本	710mm×1000mm　1/16
印　　张	12.25
字　　数	202千字
版次印次	2007年10月第1版　2018年1月第5次印刷
书　　号	ISBN 978-7-5641-0865-6
定　　价	25.00元

(＊东大版图书若有印装质量问题,请直接与营销部联系,电话025—83791830)

医疗机构医务人员三基训练习题集

编委会

医疗机构医务人员三基训练习题集
肿瘤科

编写人员

主　　编　唐金海
副 主 编　冯继锋
参编人员　（按姓名拼音为序）

卞秀华	蔡明明	蔡炜宇	曹国春	陈森清	陈环球	陈世晞
陈廷锋	陈小祥	陈颖波	成　卫	成道福	戴爱娣	樊玉文
冯　波	冯继锋	冯平柏	高长明	高　凌	龚建平	顾　慧
顾奎兴	顾连兵	顾荣明	关　心	郭　震	郭仁宏	何　侠
洪　专	黄富麟	黄克伟	黄新恩	胡振东	胡亦钦	江　伟
蒋　峰	蒋　谦	李厚怀	李　科	李　明	李伟兵	梁志超
刘建红	刘宇飞	刘元华	陆保成	陆谔梅	陆建伟	陆进成
马圣香	梅泽如	孟爱凤	明学志	潘良熹	钱普东	钱新华
钱志英	秦建伟	邱宁雷	尚俊清	沙允文	沈　波	沈文荣
沈宗丽	史美祺	孙来荣	孙蔚莉	孙志华	谭旭艳	唐金海
汪仪俊	王金华	王太洪	王天路	王晓明	王　玥	韦　达
魏宝清	魏　青	吴建中	吴　强	吴燕波	席　玮	夏国豪
须　霆	徐　池	徐德静	徐晓明	许　斌	许建华	许　林
薛开先	阎　卫	杨德仁	尹国文	俞　乔	曾志毅	曾　赟
查文武	翟振宇	张　勤	张　彤	张能芳	张晓梅	张宜勤
张　园	章　明	赵建华	赵卫平	赵一兵	郑苏文	郑晓莉
郑秀立	仲　坚	周大庆	周守君	周　欣	周　云	朱继荣
朱梁军	朱月清	庄一平	邹　青			

主　　审　顾奎兴

前　言

肿瘤学是当今医学研究中最为活跃、最具代表性的前沿学科之一，目前正处在迅速发展阶段。有关肿瘤的新理论、新知识、新技术不断涌现。对该病的预防、诊治和基础研究，几乎涉及生命科学的全部内容。关于肿瘤的许多观念目前正发生着根本性的变化。肿瘤治疗已由手术、放疗、化疗等单一治疗模式向手术、放疗、化疗、生物、介入、中医药等多种治疗手段相结合的综合治疗模式转变，并由“可耐受的最大剂量、范围”原则向“有效的最小剂量、范围”原则转变。掌握和了解肿瘤的发生、发展机制及肿瘤诊治的基本知识和技能，是每一个肿瘤专科医生必备的素质。为此，我们接受江苏省卫生厅和江苏省医院协会的委托，于2006年组织编写了《医疗机构医务人员三基训练指南(肿瘤科)》(以下简称《指南》)，现已出版发行。为了更好地体现该书作为肿瘤专科医生必读的工具书、“三基”培训指导书、“三基”考核参考书的初衷，根据省卫生厅和省医院协会的要求，我们同时组织编写了《医疗机构医务人员三基训练习题集(肿瘤科)》(以下简称《习题集》)，与其配套使用。

《习题集》是由《指南》原班编写人员编写而成，内容多为《指南》各个章节的知识点，分为名词解释、填空题、选择题、判断题、问答题等题型。希望本书的出版发行，能够加深有关读者对《指南》的学习理解，并为广大肿瘤专科医生的“三基”训练和考核提供帮助。

由于我们首次编写此类书籍，受经验和水平所限，疏漏和错误之处在所难免，敬请指正。我们也将根据肿瘤临床工作的发展和读者的反映进行定期修改和完善。

唐金海

2007年6月　于南京

目　　录

第一篇　基础理论

肿瘤流行病学

一、填空题

1. 肿瘤流行病学通常以____________为研究对象。

2. 肿瘤普查所用的方法必须____________较高，不易出现__________，还应具有可重复性和可靠性。

3.《中国癌症预防与控制规划纲要（2004－2010）》要求，对癌症主要危险因素的人群知晓率达到______；在农村高发地区及某些城镇社区建立重点癌症的________、_________及_________示范基地，其相应癌症的早诊率在现有基础上提高______。

4. 肿瘤发生的环境因素除_________、_________和_________三大自然要素外，还包括_________________________________。

5. 紫外线照射可诱发肿瘤，尤其是皮肤肿瘤。长期受日光照射可引起____________、______________、_____________。

6. 目前已经知道一些 DNA 病毒与肿瘤有关，例如：EB 病毒与_________有关；人乳头状瘤病毒与_________有关；乙型和丙型肝炎病毒与_________有关。

7. 黄曲霉毒素有多种，其中致癌性最强的为黄曲霉毒素 B_1，其次为 G_1、B_2 和 M_1。这些霉菌毒素在_______中污染很广。由于一般的烹调加温___________黄曲霉毒素，因此被污染原料制成的食品中黄曲霉毒素含量也高。

8. 绝经妇女常用雌激素替代疗法预防治冠心病和骨质疏松，可使________________发生的危险性增加 30%～50%。

9. 孕妇孕期服用___________，生下的女婴阴道癌发病率异常增高。

10. 传统的流行病学将_________、_________、_________称为疾病流行的三个环节。

11. 随机双盲对照试验分组时首先应注意_________原则。

二、问答题

1. 简述肿瘤流行病学的定义。
2. 试述肿瘤危险因素和保护性/预防性因素的含义。
3. 简述癌前病变的含义。
4. 依据流行病学目前已知皮肤和黏膜有哪些常见的癌前病变?
5. 依据流行病学目前已知乳腺有哪些常见的癌前病变?
6. 依据流行病学目前已知食管和胃肠道有哪些常见的癌前病变?
7. 依据流行病学目前已知肝脏有哪些常见的癌前病变?
8. 依据流行病学目前已知子宫与附件有哪些常见的癌前病变?
9. 依据流行病学目前已知睾丸有哪些常见的癌前病变?
10. 以吸烟与肺癌的关系为例,试述肿瘤病因学研究中因果关系判断的 5 个基本原则。
11. 简述癌症三级预防的基本定义。
12. 符合筛检普查的肿瘤应具备哪 3 个基本条件?
13. 我国卫生部颁布的《中国癌症预防与控制规划纲要(2004—2010)》中,确定哪些癌种为我国癌症防治重点?
14. 某地区 1997 年恶性肿瘤的发病人数为 2 264 人,因恶性肿瘤死亡的人数为 1 438 人。该地区当年年初总人口为 965 780 人,年末总人口为 965 972 人,试计算该地区 1997 年的恶性肿瘤发病率和恶性肿瘤死亡率(以 1/10 万为单位,精确到小数点后 2 位)。
15. 某地区 1997 年恶性肿瘤的发病总人数为 2 264 人,其中肺癌 438 人、胃癌 396 人、食管癌 348 人、结直肠癌 295 人。试计算胃癌在恶性肿瘤发病中的构成比(精确到小数点后 2 位)。
16. 计算肿瘤生存率时如何确定起算时间和结算时间。
17. 肿瘤流行病学研究常用的方法有哪些?
18. 试述肿瘤病例对照研究的理论基础。
19. 简述如何进行肿瘤的病例对照研究。
20. 简述恶性肿瘤的发病率与年龄因素的关系。
21. 一般来说,儿童期、青年期和成人发生的肿瘤在组织学类型上各有哪些特点?
22. 简述恶性肿瘤的发病率与性别的关系。
23. 目前已知哪些激素可能有致癌作用?
24. 目前可以肯定与高脂饮食摄入有关的癌症有哪些?
25. 简述饮食纤维素摄入与大肠癌预防的关系。
26. 为什么通过调整饮食习惯和结构可预防癌症的发生?

参考答案

一、填空题

1. 特定的人群

2. 特异性和敏感性 假阳性和假阴性

3. 50% 早期发现 早期诊断 早期治疗 50%

4. 物理因素 化学因素 生物因素 人类社会及人类的行为、生活方式

5. 皮肤鳞癌 基底细胞癌 恶性黑色素瘤

6. 鼻咽癌、Burkitt 淋巴瘤 宫颈癌 肝癌

7. 粮食 不能破坏

8. 乳腺癌、子宫内膜癌

9. 二乙基己烯雌酚

10. 病因 宿主 环境

11. 随机

二、问答题

1. 肿瘤流行病学是研究人群中肿瘤的发生、发展和分布规律及其影响因素，阐明肿瘤的流行规律，拟订肿瘤的防治对策，检验肿瘤防治对策效果的一门医学学科。

2. 能增加肿瘤发生风险的因素称为危险因素。能降低肿瘤发生风险的因素称为保护性/预防性因素。

3. 癌前病变是指本身还不是癌，但在此基础上可能或容易演变为癌，应及时发现并加以妥善处理的病变。

4. 依据流行病学，皮肤和黏膜常见的癌前病变有：老年性皮肤角化症、黏膜白斑、溃疡和瘘管、色素痣。

5. 依据流行病学，乳腺常见的癌前病变有：伴不典型增生的小叶增生症、导管内乳头状瘤。

6. 依据流行病学，食管和胃肠道常见的癌前病变有：食管贲门黏膜上皮增生、胃溃疡、慢性胃炎、息肉(腺瘤性)。

7. 依据流行病学，肝脏常见的癌前病变有：慢性乙型肝炎、肝硬化。

8. 依据流行病学，子宫与附件常见的癌前病变有：宫颈息肉、宫颈糜烂、子宫内膜增生、葡萄胎。

9. 依据流行病学，隐睾是睾丸常见的癌前病变。

10. 肿瘤病因学研究中因果关系判断的 5 个基本原则如下：

(1) 关联的重复性(一致性)：吸烟与肺癌的关系在不同时间、不同地点和

不同的对象中都存在。

（2）关联的强度：吸烟者与不吸烟者相比，发生肺癌的风险升高，并且存在明显的剂量—效应关系。

（3）关联的特异性：吸烟者发生肺癌的风险极高，用吸烟以外的因素不能解释。

（4）关联的时间性：吸烟习惯在肺癌发生之前。

（5）关联的合理性：香烟烟雾通路中的口腔、咽喉等部位发生癌症的风险也升高，戒烟后发生肺癌的风险降低，吸烟与肺癌的关系能够合理地解释。

11. 癌症三级预防是指：

一级预防：是癌症的病因学预防。

二级预防：是早期发现、早期诊断、早期治疗。

三级预防：是对癌症患者进行综合治疗，提高治愈率，降低死亡率；防止残疾或减轻致残程度，降低残疾率，改善癌症患者生活质量；进行康复指导，预防癌症的复发和转移；预防第二原发癌（重复癌）的发生。

12. 进行筛检普查的肿瘤应符合以下 3 个基本条件：

（1）该肿瘤在普查对象中的发病率高，危害大。

（2）肿瘤自然史比较清楚，无症状期长，初期易被忽视。

（3）早期诊断后有行之有效的治疗措施。

13. 我国重点防治的癌症有：肺癌、肝癌、胃癌、食管癌、结直肠癌、乳腺癌、宫颈癌及鼻咽癌。

14. （1）恶性肿瘤发病率 $=\frac{2\ 264}{(965\ 780+965\ 972)/2}\times 10^5/10$ 万

$=234.40/10$ 万

（2）恶性肿瘤死亡率 $=\frac{1\ 438}{(965\ 780+965\ 972)/2}\times 10^5/10$ 万

$=148.88/10$ 万

15. 胃癌的构成比 $=\frac{396}{2\ 264}\times 100\%=17.49\%$

16. 肿瘤生存率通常以患病的某阶段作为起算时间，如自觉症状的出现日期、确诊日期、住院日期、开始治疗日期、外科手术日期或出院日期等。结算时间在总结时确定。除起、结算时间外，还要指定生存期间，最常用为 3 年、5 年、10 年生存率。

17. 肿瘤流行病学研究方法可分为描述性研究、分析性研究、实验性研究和理论性研究。描述性研究常用的方法有肿瘤发病和死亡登记、回顾调查或现况调查以及生态学比较或生态学趋势观察等。常用的分析流行病学研究方法有病例对照研究和队列研究。实验性研究(介入性或干预研究)应用最广泛的是随机双盲现场对照试验,简称现场试验,另外还有社区干预实验和临床试验等。

18. 病例对照研究是一种对比调查研究方法,其理论基础是流行病学概率病因论,即:若某一暴露因素是该肿瘤的危险因素,则该因素在患者中应出现较多,而在对照组中应出现较少。也就是说,患者人群中对该因素的暴露率应较高,而对照组对该因素的暴露率应较低。

19. 在特定人群中选择一组患有某种肿瘤的病人作为病例组,在同一人群中选择一组未患该肿瘤的人作为对照组,调查这两组人群过去是否暴露于某可疑病因及其暴露程度。通过对两组人群中暴露史的比较,推断或检验可疑病因与该肿瘤是否确实存在联系以及其联系的性质和程度。

20. 恶性肿瘤的发病率与年龄因素有密切关系,但任何年龄的人群均可发生肿瘤。不同年龄段的人群好发的肿瘤种类有一些差别。

21. 儿童以细胞瘤,如肾母细胞瘤、神经母细胞瘤、视网膜母细胞瘤等间叶组织肿瘤,尤其是快速生长组织的肿瘤,如急性粒细胞白血病、急性淋巴细胞白血病、恶性淋巴瘤等多见;青年期以淋巴造血组织肿瘤、甲状腺癌及骨和软组织恶性肿瘤,如骨肉瘤、纤维肉瘤等多见;成人多见上皮性肿瘤,如呼吸道、消化道癌等。

22. 总的说来,男性肿瘤的发病率高于女性,但发病率高低随年龄组段的不同有所变化。通常 10 岁以下男性的发病率高于女性。15～50 岁女性发病率接近甚至高于男性,主要因为这一时期宫颈癌、乳腺癌等女性性器官肿瘤发病率显著上升。50 岁之后,男性又高于女性。

23. 有致癌作用的激素是一些能够促进细胞生长的激素,如雌激素、孕激素以及垂体产生的促性腺激素、促甲状腺激素、催乳素、雄激素等。

24. 与高脂饮食有关的癌症有乳腺癌、前列腺癌、大肠癌、子宫内膜癌等。

25. 摄入纤维素在大肠癌预防中有下列功能:

(1) 对肠道产生的内源致癌剂、促癌剂、诱变剂有稀释作用和吸附作用。

(2) 增加肠蠕动,缩短粪便在大肠内的停留时间,加速促癌、致癌剂的排除。

(3) 改变肠道菌群的组成和代谢,减少致癌剂的产生。

26. 饮食中与肿瘤发生有关的成分有三大类:混入饮食中的化学性、生物性致癌因素,具有促癌作用的营养成分,具有防癌作用的营养成分。脂肪摄入量过多、纤维素摄入量不足可增加某些癌症发生的风险,饮食中的某些维生素及微量元素对某些癌症的发生有保护作用。调整饮食结构,可以减少饮食中的致癌、促癌成分,增加具有防癌作用的营养成分。

肿瘤生物学

一、名词解释

1. 肿瘤抗原

2. 肿瘤的分化

二、单项选择题

1. 基因突变的方式有简单的转换、颠换、移码突变和动态突变。诱发关键基因产生突变是导致肿瘤发生的启动事件。细胞内突变可引起肿瘤的基因包括：（　　）

A. 原癌基因和抑癌基因　　B. 原癌基因

C. 抑癌基因　　D. 以上均不是

2. 一般来说，良性肿瘤与其起源组织很相似，可以从肿瘤的结构来判断其来源。恶性肿瘤与其起源组织相差____，细胞排列____，失去了正常的层次与结构。（　　）

A. 较大，整齐　　B. 较小，混乱

C. 较大，混乱　　D. 较小，整齐

3. 肿瘤细胞与正常细胞的区别在于其分化程度相对低下，达不到正常细胞的成熟程度。良性肿瘤细胞分化程度____，与其起源组织相似；恶性肿瘤细胞分化程度____，其形态和功能代谢与正常细胞差别很大。（　　）

A. 高，高　　B. 高，低

C. 低，高　　D. 低，低

4. NK 细胞是一类在肿瘤早期起作用的效应细胞，是机体抗肿瘤的第一道防线。NK 细胞杀伤肿瘤细胞____预先致敏，杀伤作用____ MHC 限制性和肿瘤特异性。（　　）

A. 需要，有　　B. 不需，无

C. 需要，无　　D. 不需，有

5. 将有免疫活性的自体或异体的免疫细胞输给患者，提供其现有的免疫力以对抗肿瘤，如输入 LAK 细胞或肿瘤浸润细胞等。造血干细胞移植可重建受者的造血与免疫功能，也属于这类治疗。这种免疫为：（　　）

A. 主动性免疫　　B. 被动性免疫

C. 继承免疫　　D. 细胞因子

6. 免疫功能状态评估主要包括体液免疫功能检测和细胞免疫功能检测。不属于细胞免疫功能检测的是：（ ）
A. T 细胞计数 B. NK 细胞活性测定
C. 吞噬细胞功能测定 D. B 细胞计数

三、填空题

1. 肿瘤是__________遗传病，是正常细胞癌变、失控所造成的结果。肿瘤可分为良性肿瘤和______肿瘤。
2. 恶性肿瘤细胞显示出不同于正常细胞的一系列特征，主要表现为______、______和______的异常，以及无节制地生长。
3. 肿瘤细胞在变异过程中，既保留了正常细胞的一些特性，同时又有不同程度的差异。肿瘤细胞在形态学上表现为大小不一、形状不规则，其中较突出的变化包括__________的改变；在染色体水平上，几乎所有肿瘤细胞都有__________的发生，这被认为是恶性肿瘤细胞的重要细胞遗传学特征。在基因水平上，目前发现人类几乎所有常见的肿瘤都伴有一种或多种抑癌基因的________，从而形成遗传性肿瘤高发家族。
4. 恶性肿瘤的发生是一个多阶段逐步演变的过程，肿瘤细胞是通过一系列进行性的改变而逐渐变成恶性的。在这种克隆性演化过程中，通常积累一系列的基因突变，而这些基因可能分布在多个不同染色体上，包括：癌基因、抑癌基因、细胞周期调节基因、细胞凋亡基因及维持细胞基因组稳定性的基因（包括 DNA 修复、DNA 复制及染色体分离基因）等。这些基因的变化，有的是从种系细胞遗传得来，有的则是从体细胞由环境因素引起而后天获得的，故癌症又有______和______之别。
5. 肿瘤的形态多种多样，大小也不一致，主要与肿瘤的________部位、________来源、________方式和良恶性密切相关。
6. 肿瘤的生长方式主要包括：______生长、______生长、______生长、______生长。
7. ______是抗肿瘤免疫的主要方式，______免疫通常仅在某些情况下起协同作用。
8. 抗原致敏的 T 细胞可以特异地杀伤、溶解带有相应抗原的肿瘤细胞，并受组织相容性抗原（MHC）限制。$CD8^+$ 细胞毒性 T 细胞受________限制，$CD4^+$ 辅助性 T 细胞受________限制。
9. 肿瘤患者免疫功能状态的评估，有助于判断肿瘤的发展和预后，也可以帮助治疗方案选定和治疗效果的评判。一般而言，免疫功能正常者的预后比较好，晚期肿瘤患者或已有广泛转移者的免疫功能常常________。

10. 肿瘤免疫治疗主要包括两方面内容，一是________，即用物理、化学和生物学手段调节机体的免疫功能，使原有的免疫功能增强；二是________，使患者受损的免疫功能得到部分或全部恢复。

11. 目前最常用的肿瘤免疫学诊断和病程监测方法是____________________，如 AFP 检测对原发性肝癌有诊断价值；在鼻咽癌和 Burkitt 淋巴瘤患者的血清中可以检出 EB 病毒抗体，且抗体水平变化与病情的发展和恢复有关。

12. 利用各种方法调动机体的免疫功能、提高机体对肿瘤的排斥及杀伤能力的治疗被称为____________。

四、判断题

1. 癌症的启动是指致癌剂在细胞的基因组中引起某些不可逆的变化（突变）。（　）

2. 肿瘤的发生和演进是一个简单的生物学过程，涉及多因素的作用、多基因的参与和多阶段的演变。（　）

3. 肿瘤相关抗原指一些肿瘤细胞表面糖蛋白或糖脂成分，它们在正常细胞上没有表达，但在肿瘤细胞表达明显增高。此类抗原一般可被 B 细胞识别并产生相应的抗体。（　）

五、问答题

1. 癌症的发生是多种基因异常在多年的阶段性发展中积累的结果，其整个过程一般可分为哪 3 个阶段？

2. 简述肿瘤转移的概念。

3. 简述肿瘤转移的基本步骤。

4. 进展期肿瘤有哪些表现？

5. 简述 3 种肿瘤逃避机体免疫攻击的主要原因。

参 考 答 案

一、名词解释

1. 肿瘤抗原：指肿瘤细胞恶变过程中新出现的或过度表达的抗原物质。

2. 肿瘤的分化：肿瘤与其起源组织的相似程度，与肿瘤的恶性程度有关。

二、单项选择题

1. A　**2.** C　**3.** B　**4.** B　**5.** C　**6.** D

三、填空题

1. 体细胞的　恶性

2. 形态　功能　代谢

3. 细胞核及细胞骨架　染色体畸变　丢失或突变

4. 遗传性　散发性

5. 发生　组织　生长

6. 内生性　外生性　膨胀性　浸润性

7. 细胞免疫　体液

8. MHCⅠ类抗原　MHCⅡ类抗原

9. 明显低下

10. 免疫调节　免疫重建

11. 检测肿瘤抗原或抗体

12. 免疫治疗

四、判断题

1. 正确。

2. 错误。应为:肿瘤的发生和演进是一个复杂的生物学过程,涉及多因素的作用、多基因的参与和多阶段的演变。

3. 错误。应为:肿瘤相关抗原指一些肿瘤细胞表面糖蛋白或糖脂成分,它们在正常细胞上有微量表达,但在肿瘤细胞表达明显增高。此类抗原一般可被B细胞识别并产生相应的抗体。

五、问答题

1. 癌症的发生一般可分为启动、促进和进展期3个阶段。

2. 肿瘤细胞由其原发部位侵入血管、淋巴管或体腔,部分细胞被血液、淋巴液带到另一部位或器官,在该处克隆生长,形成与原发瘤同样类型的肿瘤,这一过程即为转移。

3. 肿瘤转移的基本步骤如下:

(1) 瘤细胞从原发瘤体脱落。

(2) 瘤细胞侵袭周围组织并穿过胞外基质。

(3) 瘤细胞侵入血管或淋巴管。

(4) 瘤细胞在循环中运行并逃避免疫系统攻击。

(5) 肿瘤细胞滞留、黏附、穿出管壁。

(6) 形成转移瘤。

4. 进展期肿瘤的表现有:自主性和异质性增加,生长加速,侵袭性加强,出现浸润和转移的恶性生物学行为及对抗癌药物的耐药性等。

5. 肿瘤逃避机体免疫攻击的主要原因有:

(1) 肿瘤细胞缺乏激发免疫应答所必需的成分。包括肿瘤抗原免疫原性减弱,MHC 抗原异常表达,肿瘤细胞表面发生"抗原覆盖"或被封闭,肿瘤抗原的加工和提呈出现障碍,共刺激分子或黏附分子表达下降。

(2) 肿瘤生长到瘤细胞集团时发生抗原编码基因突变,干扰或逃脱了机体的免疫识别。

(3) 肿瘤抗原诱发免疫耐受。

(4) 肿瘤细胞诱导免疫细胞凋亡或自身抗凋亡。

(5) 免疫抑制,包括免疫系统功能障碍,肿瘤产生抑制性物质。

肿瘤诊断

一、名词解释

1. 胚胎抗原
2. CT 值
3. 空间分辨力
4. 多普勒效应
5. 浸润性生长
6. 直接蔓延
7. 肿瘤转移
8. 中间性/交界性肿瘤或交界瘤
9. 瘤样病变
10. 间变

二、单项选择题

1. 不会引起中性粒细胞增加的疾病是：（　　）
   A. 脾功能亢进　　B. 尿毒症
   C. 急性链球菌感染　　D. 烧伤
2. 轻链病患者本周氏蛋白检测时应考虑以下哪项因素？（　　）
   A. 化学法较灵敏
   B. 化学法操作繁琐
   C. 血标本的检出率不如尿标本
   D. 化学法可确定轻链的型别
3. 患者，女性，30 岁，突然呕血，黑便，阴道出血及全身紫癜，伴发热及贫血。血液检查：Hb 70 g/L，RBC 2.3×10^{12}/L，WBC 35×10^{9}/L，PLT 38×10^{9}/L。此病人目前首先需要检查的是：（　　）
   A. 骨髓涂片检查　　B. 毛细血管脆性试验
   C. Hams 试验　　D. Coombs 试验
4. 下列哪项可能是导致血清总蛋白增高的原因？（　　）
   A. 营养不良　　B. 消耗增加
   C. 脱水　　D. 肝功能障碍
5. X 线数字成像的优点有：（　　）
   A. 提高了图像密度分辨力与显示能力
   B. 不能进行图像处理，降低了信息的显示功能
   C. 增加了 X 线曝光量
   D. 曝光宽容度减少
6. CT 的全称是什么？（　　）
   A. 计算机体层摄影　　B. 高千伏摄影

C. X 线断层片　　D. SPECT

7. 男，30 岁，出现头痛、走路不稳 1 周，疑小脑占位，最好应选择下列哪种检查方法确诊？（　）

A. 头颅正侧位 X 线片　　B. 头颅 CT 平扫

C. 头颅 MRI 平扫　　D. 头颅 MRI 平扫＋增强

8. 8 岁男性儿童，因生长发育迟滞，头颅平片发现蝶鞍区域有钙化，疑为颅咽管瘤，需进一步确诊，可选择以下哪种检查方法？（　）

A. 头颅 CT 或 MRI　　B. PET-CT

C. 超声波　　D. SPECT

9. 女，40 岁，因回吸性血涕 6 个月，颈部肿块 1 个月，头痛、一侧面麻、复视 2 周就诊。CT 检查发现鼻咽部肿块，咽旁间隙变窄伴颅底骨质破坏、颈部多发肿大淋巴结。

(1) 根据病人的临床及 CT 表现，最可能的诊断是下列哪种疾病？（　）

A. 鼻咽癌　　B. 恶性淋巴瘤

C. 横纹肌肉瘤　　D. 脊索瘤

(2) 如已确诊为鼻咽癌，要准确了解海绵窦等颅内受侵范围及进行肿瘤分期，应首先选择哪种检查方法？（　）

A. MRI 平扫＋增强　　B. MRI 平扫

C. 增强 CT　　D. PET-CT

10. 男，38 岁，黄疸、肝区疼痛 2 周。查体发现肝脾肿大。B 超示肝右叶占位。

(1) 采集病史应重点了解以下哪项内容？（　）

A. 有无慢性肝炎及肝硬化病史

B. 家族史

C. 不良生活习惯

D. 寄生虫病史

(2) 重点检查项目是：（　）

A. 黄疸指数　　B. ALT

C. AFP　　D. CEA

(3) 根据上述检查，初步印象是肝细胞癌。有助于进一步确诊的检查是：（　）

A. CT 平扫　　B. CT 平扫＋增强

C. 腹部平片　　D. MRI 平扫

11. **共用题干：**

A. X 线平片　　B. CT　　C. MRI　　D. 超声

(1) 观察肺组织结构的细节及明确肺部小结节灶的性质，宜选择的检查

方法为： (　　)

(2) 对于中枢神经系统尤其是后颅窝及脊髓病变的诊断，宜选择的检查方法为： (　　)

12. 下列关于磁共振检查叙述正确的是： (　　)

A. 磁共振检查对钙化显示敏感

B. 比 CT 有更高的软组织分辨力

C. 是呼吸系统病变检查的首选方法

D. 任何人都可做磁共振检查

13. 对于鼻咽癌患者，为明确病变侵犯范围、颈淋巴结的转移情况应选下列哪种检查方法？ (　　)

A. X 线平片检查　　B. 同位素检查

C. MRI　　D. 超声检查

14. 下列关于磁共振检查叙述不正确的是： (　　)

A. 无放射性损伤，安全可靠

B. 无骨伪影存在

C. 是胃肠道病变的首选检查方法

D. 对呼吸系统的病变显示和诊断还远远不及 CT

15. 为了获得多参数、多方位的图像，应选择下列哪种检查方法？ (　　)

A. CT　　B. MRI

C. X 线　　D. 超声

16. 共用题干：A. MRI　B. CT　C. X 线　D. 超声检查

对于有长期吸烟史，近来胸部不适，有咳嗽症状的患者：

(1) 判断胸部有无病变的检查方法是： (　　)

(2) 进行进一步详细检查的方法是： (　　)

(3) 作为二线释疑的检查方法是： (　　)

17. 对于梗阻性黄疸患者，可以替代 ERCP 检查的方法是： (　　)

A. MRI　　B. MRCP

C. CT　　D. B 超

18. 对于子宫内膜癌、宫颈癌分期最具价值的检查方法是哪种？ (　　)

A. MRI　　B. X 线

C. 超声　　D. CT

19. 对于青年致密型乳腺病变最有价值的检查方法是： (　　)

A. X 线钼靶摄片　　B. 超声检查

C. CT　　D. MRI

20. 对于骨转移瘤最敏感的影像学检查方法是： (　　)

A. MRI　　B. CT
C. X 线　　D. 核素扫描

21. 超声波是人耳听不到的声波，其频率大于多少赫兹？（　）
A. 1 000 Hz　　B. 2 000 Hz
C. 20 kHz　　D. 10 kHz

22. 下列哪种组织使超声传播的衰减最小？（　）
A. 肌肉　　B. 脂肪
C. 骨骼　　D. 血液

23. 下列不属于胆囊癌声像图类型的是？（　）
A. 硬化型　　B. 蕈伞型
C. 厚壁型　　D. 混合型

24. 早期妊娠只能用哪种检查诊断？（　）
A. 透视　　B. 摄片
C. CT　　D. B 超

25. 滤泡树突状细胞免疫组化标记物是：（　）
A. CD10　　B. CD23
C. CD138　　D. CD21

26. B 淋巴细胞免疫组化标记物是：（　）
A. CD45RO　　B. CD3
C. CD20　　D. CD34

27. T 淋巴细胞免疫组化标记物是：（　）
A. CD21　　B. CD117
C. CD3　　D. CD31

28. 恶性黑色素瘤免疫组化标记物是：（　）
A. CDX-2　　B. UEA-1
C. HMB-45　　D. TTF-1

29. 属于癌基因和抑癌基因的是：（　）
A. c-erbB-2　　B. ER
C. PR　　D. ALK

三、多项选择题

1. 肿瘤临床表现主要与下列哪些因素有关？（　）
A. 肿瘤的发育程度　　B. 肿瘤的发生部位
C. 肿瘤的遗传性　　D. 病人的耐受程度
E. 年龄、性别

2. 肿瘤的全身表现常可由下列哪些因素引起？（　　）

A. 肿瘤转移

B. 副癌综合征

C. 肿瘤迅速生长而消耗大量的营养物质以及肿瘤分泌的细胞因子

D. 肿瘤组织坏死或合并感染

E. 瘤体迅速增长

3. 以下哪些是常检测的肿瘤标志物？（　　）

A. AFP　　B. CEA　　C. PSA

D. CA125　　E. BSA

4. 细胞周期分析和DNA含量分析可用于哪些方面？（　　）

A. 鉴别诊断　　B. 预后估计

C. 转移复发监测　　D. 疗效评估

E. 确定治疗方案

5. 正电子发射体层成像采用了同位素，如^{11}C、^{15}O、^{18}F、^{82}Rb和^{13}N，这些同位素具有以下哪些共性？（　　）

A. 可以发射正电子

B. 可与人体内代谢产物结合，但不改变这些产物的生理作用

C. 与人的生命活动密切相关

D. 半衰期长

E. 在病人进行检查时用量较小，因此，病人受到的损伤也较小

6. X线钡餐造影是上消化道或全消化道疾病最常用的检查方法，其检查时禁忌证和相对禁忌证有哪些？（　　）

A. 肿瘤明确的病人，了解病变的确切范围

B. 术后或放化疗后的随访

C. 怀疑有胃肠穿孔者

D. 急性消化道出血者

E. 对于刚行胃镜或肠镜检查时因活组织检查引起出血或局部肠管痉挛的患者

7. 周围型肺癌的常见征象有哪些？（　　）

A. 棘突征　　B. 分叶征

C. 胸膜凹陷征　　D. 钙化

E. 空泡征

8. 可用于原发性肝癌诊断的检查方法包括：（　　）

A. 腹部超声　　B. CT平扫

C. CT平扫＋增强　　D. 腹部平片

E. MRI

9. 下列哪些是卵巢畸胎瘤的诊断依据? ( )

A. 青春期女性

B. CT 检查发现盆腔巨大肿块

C. 肿块内可见脂肪密度及高密度骨化影

D. 腹水

E. 胸水

10. 共用题干:A. 动脉期病灶明显强化　B. 门静脉期强化减弱,呈低密度

C. 呈“快进快出”强化特征　D. 向心性强化特征

E. 延迟扫描呈等或高密度　F. 呈“早出晚归”强化特点

(1) 以上属于肝血管瘤 CT 特征的有: ( )

(2) 以上属于肝细胞癌 CT 特征的有: ( )

11. 根据肿瘤的生物学特性及其对机体危害性的不同,一般将肿瘤分为: ( )

A. 良性　B. 中间性/交界性

C. 恶性　D. 膨胀性

E. 菜花样

12. 按肿瘤的组织来源分类,肿瘤分为: ( )

A. 上皮组织来源的肿瘤

B. 间叶组织来源的肿瘤

C. 淋巴造血组织来源的肿瘤

D. 神经组织来源的肿瘤

E. 胸腺来源的肿瘤

13. 世界卫生组织(WHO)对许多肿瘤进行了重新分类,分型强调了以下哪些因素? ( )

A. 临床资料　B. 病理组织学特点

C. 细胞学特点　D. 免疫表型

E. 细胞和分子遗传学

14. 肿瘤的特殊命名法包括: ( )

A. 冠以“恶性”　B. 结合大体及形态特点

C. “倾向”恶性肿瘤　D. 冠以分化程度

E. 冠以人名

15. 按肿瘤的一般命名法,肿瘤可以称为: ( )

A. 良性肿瘤　B. 恶性肿瘤

C. 癌　D. 肉瘤

E. 肉瘤样癌

16. 肿瘤的肉眼观察内容包括： ( )

A. 肿瘤的数目和大小　B. 肿瘤的形状

C. 肿瘤的浸润深度　D. 肿瘤的颜色和性状

E. 肿瘤的硬度

17. 肿瘤的组织结构具有的特点包括： ( )

A. 肿瘤的组织结构多种多样

B. 任何一个肿瘤的组成都可分为主质和间质两部分

C. 肿瘤的主质和间质都很重要

D. 肿瘤的特征及生物学特点都是由肿瘤的实质决定的

E. 肿瘤的间质成分不具有特异性

18. 肿瘤的生长方式有： ( )

A. 浸润性生长　B. 膨胀性生长

C. 外生性生长　D. 内生性生长

E. 纵向或横向生长

19. 细胞学直接表述性诊断报告包括： ( )

A. 肯定性细胞学诊断报告

B. 不同程度意向性细胞学诊断报告

C. 形态描述性细胞学诊断报告

D. 告知无法做出细胞学诊断报告

E. 排除式报告

20. 以下属于免疫组织化学的上皮性标记物的有： ( )

A. 上皮膜抗原(EMA)和癌胚抗原(CEA)

B. 角蛋白

C. PLAP(胎盘碱性磷酸酶)

D. AFP(甲胎蛋白)

E. PAS(前列腺特异性抗原)

21. 以下属于免疫组织化学的间叶性标记物的有： ( )

A. Wimentin(Vim 波形蛋白)

B. Desmin(结蛋白)

C. MSA(肌特异性肌动蛋白)

D. SMA(平滑肌肌动蛋白)

E. Myoglubin(肌红蛋白)

22. 以下属于淋巴造血组织源性标记物的有： ( )

A. CD138　B. CD20　C. CD117

D. CD3　E. CD1a

23. 以下属于霍奇金淋巴瘤免疫组化标记物的有：（ ）
A. CD15　　B. EBV　　C. EMA
D. CD30　　E. Pax-5

24. 以下属于促结缔组织生成小细胞肿瘤免疫组化标记物的有：（ ）
A. CK　　B. Desmin　　C. CD99
D. CD21　　E. EMA

四、填空题

1. 参与血糖调节的激素主要有______、______、______、______、______、______。

2. 流式细胞术是采用荧光标记单克隆抗体技术测量染色细胞标记物荧光强度的现代细胞分析技术，测量对象主要是______。

3. 现代医学影像学除普通X线成像学外，还包括______、______、______、______、______、______等成像技术在内。

4. X线数字成像系统依其结构上的差异可分为______、______和______三种。

5. 乳腺X线检查包括______、______及______。

6. 最适于正电子发射体层成像诊断的肿瘤有：______、______、______、______、______和______等。

7. 根据扫描方式的不同，CT机可分为普通CT、______、______ 3种类型。

8. CT基本结构包括X线发生部分、______、______、______ 4个部分。

五、判断题

1. 肿瘤的局部临床表现主要由于肿瘤局部浸润和坏死，肿瘤压迫或堵塞消化道、呼吸道等管腔而造成相应的症状。（ ）

2. 肿瘤先作TNM分类，再作TNM分期。（ ）

3. 电解质平衡紊乱主要表现为钠平衡紊乱或(和)钾平衡紊乱。（ ）

4. 由于骨与软组织的X线成像有良好的自然对比性，且检查方法简便、费用较低，所以，X线平片仍是目前骨肿瘤常用的首选影像检查方法。（ ）

5. 正电子发射体层成像具备功能(代谢)成像，该种成像较解剖学成像更为敏感，并且其图像空间分辨力低。一次检查可显示肿瘤在全身软组织、骨

骼和中枢神经系统的分布。 ( )

6. MRI 在显示肿瘤钙化、骨质的细微破坏和硬化方面优于 CT。 ( )

7. 对于胃肠道肿瘤,CT 检查能够预测其手术可切除性,指导临床分期。 ( )

8. 放射性核素治疗是指将放射性核素引入体内,在病变组织或特定部位选择性聚集,利用射线电离辐射的生物学效应,达到外照射治疗的目的。 ( )

六、问答题

1. 肿瘤的局部或全身表现有哪些?
2. 试述肿瘤标志物的 5 个主要临床应用价值。
3. 流式细胞术在肿瘤临床中的应用除细胞周期分析和 DNA 含量分析外,常进行检测的项目还有许多,请列出 3 种。
4. CR 是 X 线成像系统之一,其含义是什么? 有何特点?
5. 什么是平板探测器数字 X 线成像? 有何特点?
6. 试述 X 线成像的基本原理。
7. 试述 PET 的缺点。
8. 试述乳腺肿瘤 CT 检查的适应证。
9. 试述 CT 对于胸部肿瘤的诊断价值。
10. 简述磁共振检查的优点。
11. 简述磁共振检查的禁忌证。
12. 简述放射性核素显像技术的原理。
13. 试述超声成像的优缺点。
14. 简述超声的应用。
15. 肿瘤组织的异型性包括哪些方面?
16. 肿瘤的扩散有哪些途径?
17. 试述良性肿瘤与恶性肿瘤的鉴别诊断要点。
18. 试述癌与肉瘤的鉴别要点。
19. 试述原发肿瘤与转移肿瘤的鉴别要点。
20. 免疫组织化学常用标记物包括哪些方面?
21. 简述细胞学诊断的局限性。
22. 试述肿瘤 TNM 临床分类。
23. 肿瘤有哪两种 TNM 分类?
24. 为什么要对肿瘤进行 TNM 分期?

参考答案

一、名词解释

1. 胚胎抗原:胚胎期表达,正常成人不表达,伴随肿瘤发生又重新表达的抗原。

2. CT 值:表示组织对射线的吸收程度。组织密度可以用不同灰度显示其高低,还可用组织对 X 线的吸收系数说明其高低程度。为了有一个量的标准,实际工作中不用吸收系数,而是换算成 CT 值,用 CT 值表示组织密度,单位为 HU。CT 值越大,表示组织密度越高。

3. 空间分辨力:指影像中能显示的最小细节。

4. 多普勒效应:超声束遇到运动的反射界面时,其反射波的频率发生改变,此即超声波的多普勒效应。

5. 浸润性生长:为大多数恶性肿瘤的生长方式,此类肿瘤没有包膜,与邻近的正常组织无明显界限。侵犯方式可表现为侵犯包膜、周围组织、神经、淋巴管和血管。

6. 直接蔓延:随着肿瘤的不断长大,瘤细胞常常连续地沿着组织间隙、淋巴管、血管或神经束衣浸润,破坏邻近正常器官或组织,并继续生长。

7. 肿瘤转移:瘤细胞从原发部位侵入淋巴管、血管或体腔,迁徙到他处继续生长,形成与原发肿瘤同样类型的肿瘤。

8. 中间性/交界性肿瘤或交界瘤:是指介于良性和恶性肿瘤之间的肿瘤。

9. 瘤样病变:有的组织生长其外表类似肿瘤,但和真性肿瘤不同,有时又难以区别,故称为瘤样病变。

10. 间变:指恶性肿瘤细胞缺乏分化,异型性显著。间变性肿瘤细胞具有明显的多形性,几乎都是恶性的。

二、单项选择题

1. A **2.** C **3.** A **4.** C **5.** A **6.** A **7.** D **8.** A
9. (1) A (2) A **10.** (1) A (2) C (3) B **11.** (1) B (2) C
12. B **13.** C **14.** C **15.** B **16.** (1) C (2) B (3) A
17. B **18.** A **19.** D **20.** A **21.** C **22.** D **23.** A **24.** D
25. D **26.** C **27.** C **28.** C **29.** A

三、多项选择题

1. ABD **2.** ABCD **3.** ABCD **4.** ABCD
5. ABCE **6.** CDE **7.** ABCE **8.** ABCE

9. ABC **10.** (1) DEF (2) ABC **11.** ABC
12. ABCD **13.** ABDE **14.** ABDE **15.** ABCD
16. ABDE **17.** ABDE **18.** ABCD **19.** ABCD
20. ABCDE **21.** ABCDE **22.** ABDE **23.** ABCDE
24. AB

四、填空题

1. 胰岛素 胰高血糖素 肾上腺素 肾上腺皮质激素 生长素 甲状腺素

2. 细胞

3. 超声成像 γ闪烁成像 X线计算机体层成像(CT) 磁共振成像(MRI) 单光子发射体层成像(SPECT) 正电子发射体层成像(PET,PET-CT)

4. 计算机X线成像 数字X线荧光成像 平板探测器数字X线成像

5. 钼靶X线检查 数字乳腺X线检查 乳腺导管造影

6. 淋巴瘤 肺部肿瘤 乳腺部位肿瘤 结肠部位肿瘤 头颈部位肿瘤 黑色素瘤 原发性神经系统肿瘤

7. 螺旋CT 电子束CT

8. X线接收部分 计算机系统 操作和控制部分

五、判断题

1. 正确

2. 正确

3. 正确

4. 正确

5. 错误。改为:正电子发射体层成像具备功能(代谢)成像,该种成像较解剖学成像更为敏感,并且其图像空间分辨力高。一次检查可显示肿瘤在全身软组织、骨骼和中枢神经系统的分布。

6. 错误。改为:CT在显示肿瘤钙化、骨质的细微破坏和硬化方面比MRI更具优势。

7. 正确

8. 错误。改为:放射性核素治疗是指将放射性核素引入体内,在病变组织或特定部位选择性聚集,利用射线电离辐射的生物学效应,达到体内照射治疗的目的。

六、问答题

1. 肿瘤的局部表现主要是由于肿瘤局部浸润和坏死，肿瘤压迫或堵塞消化道、呼吸道等管腔而造成相应的症状。

(1) 位于体表或浅在的肿瘤，肿块容易被发现，且常为第一症状；局部淋巴管受浸润，表现为局部淋巴水肿；由于肿瘤组织血供丰富，表现为局部静脉怒张或增大增粗。肿瘤由于性质不同，其包膜有无及是否完整情况不一，并可有不同的活动度。

(2) 位于深部或内脏的肿瘤可能无法扪及肿块，而表现为实性脏器受压或空腔器官梗阻症状。

(3) 肿瘤由于缺血坏死或合并感染，可有出血症状，表现为呕血、黑便等消化道出血，或咯血等呼吸道出血症状。肿瘤坏死脱落，可形成恶性溃疡，合并感染时，可有恶臭及血性分泌物。

(4) 由于肿瘤迅速生长、压迫、坏死或感染可导致末梢神经受压或受刺激，导致疼痛产生，局部可出现刺痛、跳痛、灼痛和钝痛等疼痛症状。并发消化道梗阻时，可出现绞痛、恶心、呕吐及肛门停止排便排气等。胆道系统出现梗阻时，可有黄疸等症状。

(5) 转移性症状：相关组织器官的功能损害等。

(6) 由于某些肿瘤分泌激素，可相应地出现皮肤潮红、心慌等副癌综合征表现。

以全身症状为主而就诊的肿瘤病人，常出现疼痛、出血、梗阻、发热、贫血、乏力等，晚期病人可出现全身衰竭等临床表现。

2. 肿瘤标志物的主要临床应用价值：肿瘤筛查、临床诊断、病程监测、预后判断、导向治疗。

3. 除细胞周期分析和DNA分析外，在肿瘤临床中流式细胞仪检测还应用于以下几方面：

(1) 细胞周期、癌基因、抑癌基因等与肿瘤细胞增殖、信号传导、凋亡相关的蛋白测定。

(2) 免疫功能监测。

(3) 白血病、淋巴瘤免疫分型。

(4) 残余白血病检测。

(5) 造血干祖细胞检测。

(6) 耐药性检测。

(7) 细胞因子检测。

(8) 网织红细胞测定。

4. CR即计算机X线成像，是以影像板(IP)代替X线胶片作为介质。IP

上的影像信息经过读取、图像处理和显示等步骤即可显示出数字图像。其缺点是成像速度慢，不能透视。

5. 平板探测器数字X线成像又称为直接数字X线成像(DDR)，是用平板探测器将X线信息转换成电信号，再数字化。整个转换过程在平板探测器内完成，所以具有X线信息损失小、噪声小、图像质量好、成像快的特点。

6. X线图像的形成基于以下3个基本条件：

(1) X线具有一定的穿透力，能穿透人体组织、结构。

(2) 被穿透的组织、结构存在着密度和厚度的差异，X线在穿透各种组织后剩余的X线量有差异。

(3) 这个有差异的剩余X线经过显像技术获得具有黑白对比、层次差异的X线图像。

7. PET的缺点：

(1) 费用昂贵，短半衰期核素的产生依赖于回旋加速器，而后者需要早期的大量资金投入且运行费用昂贵。

(2) 目前常用的示踪剂为^{18}F-FDG，由于其仅仅反映组织细胞对葡萄糖的代谢，所以其对肿瘤诊断缺乏特异性，如炎症、炎性肉芽肿、手术肉芽肿或残端、结节病等亦可表现葡萄糖代谢活跃。

(3) 某些代谢不活跃的恶性肿瘤，如肾癌、胰腺癌等常表现阴性。

8. 乳腺肿瘤CT检查的适应证：

(1) 协助判断乳腺肿块的性质。

(2) 乳癌患者的肿瘤分期。

(3) 治疗后的疗效评定和随访。

9. 胸部CT为横断位成像，没有影像重叠，能显示胸部X线片难以显示的病变，如纵隔旁、心后区及肋膈角区的病变等。CT的密度分辨力高于胸部X线片10倍，能显示肺组织结构的细节，接近大体解剖的分辨能力，可发现肺内2 mm大小的病灶，能敏感地显示结节、肿块内钙化、脂肪及液化坏死，是胸部X线片以外诊断肺部疾病的首选检查技术。在多数情况下，胸部CT优于MRI。

10. 磁共振检查的优点：

(1) 多参数、多序列、多方位成像。

(2) 无放射性损伤，安全可靠。

(3) 比CT有更高的软组织分辨力。

(4) 无骨伪影存在。

(5) 基于流空现象，无需造影剂可直接显示心脏和血管结构；特别是磁共振增强扫描时所用的顺磁性造影剂无毒性反应，可代替CT，对CT检查中造影剂过敏者行增强扫描。

11. 磁共振检查的禁忌证：

(1) 带有心脏起搏器、疑有眼球金属异物、动脉瘤用银夹结扎术后病人。

(2) 检查部位存在不可卸除的金属物者。

(3) 病情危重并带有生命监护和维持系统者。

(4) 癫痫发作状态患者。

(5) 幽闭恐惧症患者。

12. 放射性核素显像技术原理是：将放射性核素或者放射性核素标记的药物引入人体，在体外通过核医学仪器探测放射性核素所发出的射线，显示出放射性药物在体内吸收、代谢、浓聚、排泄过程及分布的影像，从而判断机体组织的功能状态及其病理变化。

13. 超声成像的优越性：

(1) 对软组织结构分辨力高，对比性强，可清晰显示组织脏器的正常和异常结构。

(2) 实时成像，确保对动态脏器结构和功能的连续观察与检测，优于 CT 及 MRI。

(3) 超声检查无痛苦，无电离辐射，重复性好，经济实用，易被多数患者接受。

(4) 新超声技术(如造影技术)的运用，对微小血管灌注及肿瘤生长因素的跨阶梯性研究，促进了超声医学的临床应用。二维图像结合彩色多普勒，使超声诊断达到了脏器形态结构与其生理、病理功能密切结合的水平。

局限性：

(1) 超声对气体及骨性结构界面的反射和散射，难以传导到深部，故对肺、骨骼成像效果差，对肥胖者显示不清。

(2) 超声伪像使声像图畸变，易导致误诊。

14. 临床上肿瘤的超声诊断主要应用于腹腔、盆腔、软组织、乳腺部位和腔内检查。具体包括以下几方面：

(1) 肝癌检查：肝脏是最适合超声检查的脏器之一。

(2) 胆囊癌检查。

(3) 胆道(管)肿瘤检查。

(4) 胰腺癌检查。

(5) 盆腔肿瘤检查：包括膀胱癌、前列腺癌、卵巢癌、子宫恶性肿瘤及子宫肌瘤等。

(6) 乳腺癌、腋窝及锁骨上淋巴结检查。

(7) 软组织肿瘤检查。

(8) 腔内超声：① 经食管超声；② 经阴道超声；③ 经直肠超声。

15. 肿瘤组织的异型性包括肿瘤细胞的异型性和肿瘤组织结构的异型性，其中肿瘤细胞的异型性又包括瘤细胞及其细胞核的多形性、胞浆改变，以及间变。

16. 肿瘤的扩散包括直接蔓延和转移，其中转移包括淋巴道转移、血道转移和种植性转移。

17. 良性肿瘤具有以下特征：① 细胞大小、形态较一致，与其来源组织的成熟细胞近似；② 核分裂象没有或稀少，不见病理性核分裂象；③ 组织分化成熟，细胞极向正常；④ 膨胀性和外生性生长，常有包膜，与周围组织分界清楚，常可推动；⑤ 生长速度缓慢；⑥ 很少发生坏死、出血；⑦ 一般不转移；⑧ 手术后很少复发；⑨ 对机体影响较小，多为局部压迫或阻塞作用。

恶性肿瘤具有以下特征：① 细胞明显异型，大小不等，形状各异，核大、深染，核浆比例增大；② 核分裂象多见，可见病理性核分裂象；③ 肿瘤组织不同程度间变，细胞极向紊乱；④ 浸润性和外生性生长，无包膜，一般与周围组织分界不清，不能推动；⑤ 生长速度较快；⑥ 常发生出血、坏死或有溃疡形成；⑦ 易于转移；⑧ 易于复发；⑨ 对机体影响较大，除压迫、阻塞和破坏外，还可引起出血、合并感染，或导致恶病质。

18. 癌的特征：① 发病较常见，约为肉瘤的 9 倍；② 发病多见于中老年人；③ 实质与间质分界清楚，多形成癌巢；④ 癌细胞间多无网状纤维；⑤ EMA、CK 阳性；⑥ 多经淋巴道转移。

肉瘤的特征：① 发病较少见；② 发病以青少年多见，平均发病年龄比癌低；③ 肉瘤细胞多弥漫分布于间质中；④ 肉瘤细胞多有网状纤维；⑤ 相关间叶源性标记物阳性；⑥ 多经血道转移。

19. 原发肿瘤特点如下：① 一般出现较早；② 常为单个，但也有多发者；③ 可见增生性病变或瘤前病变；④ 与起源组织有一定程度的相似；⑤ 乳腺癌常转移至肾上腺、卵巢，肺癌常转移至肝、肾上腺、骨和脑。

转移肿瘤特点如下：① 一般出现较晚，偶有先出现转移瘤者；② 常为多个，但肺转移瘤也可呈单个；③ 残留淋巴结结构或其他组织；④ 多保留原发肿瘤的形态和结构；⑤ 骨转移多来自甲状腺、前列腺和肾，肺转移瘤多来自肾、肝、乳腺和子宫绒毛膜癌。

20. 免疫组织化学常用标记物包括上皮性标记物、间叶组织标记物、肌肉标记物、血管源性标记物、淋巴造血组织源性标记物、组织细胞标记物、神经内分泌源性标记物、神经源性标记物、胚胎性抗原、细胞增殖抗原、黑色素标记物、病原体标记物、癌基因和抑癌基因、靶基因标志物、预后因子等。

21. 细胞学诊断的局限性包括：① 细胞学诊断有一定的误诊率；② 细胞

学诊断对恶性肿瘤的分型诊断准确率较低，尤其是对一些低分化的肿瘤；③ 细胞学诊断往往不能确定肿瘤的具体部位，需要结合其他方法；④ 对非肿瘤性疾病的细胞学诊断在国内仍属起步阶段，认识有待深化。

22. 肿瘤 TNM 临床分类：

T——原发肿瘤

T_x：无法对原发肿瘤作出评价。

T_0：未发现原发肿瘤。

T_{is}：原位癌。

T_1、T_2、T_3、T_4：原发肿瘤的大小或局部范围（按顺序递增）。

N——区域淋巴结

N_x：无法对区域淋巴结作出评价。

N_0：未发现区域淋巴结转移。

N_1、N_2、N_3：区域性淋巴结受累的范围（按顺序递增）。

（注：原发肿瘤直接累及淋巴结，在分类上归为淋巴结转移，非区域性淋巴结转移归为远处转移）

M——远处转移

M_x：不能确定有无远处转移。

M_0：无远处转移。

M_1：有远处转移。

23. 肿瘤有临床和病理学两种分类方法：

(1) 临床分类：以 TNM 或 cTNM 表示。这一分类法是基于未经治疗前，来自体检、影像学、内窥镜、活组织切片及其他各种有关检查和手术探查所获得的证据。

(2) 病理学分类：以 pTNM 表示。这一分类法是基于未经治疗前所获得的诊断依据，再根据手术和病理检查所获得的其他诊断依据来补充或修正。

24. TNM 分期对肿瘤诊治和相关疾病的诊治具有十分重要的意义：① 指导临床医师制定治疗计划；② 在一定程度上预测病人的预后；③ 有助于评价疗效；④ 有利于各治疗中心的信息交流；⑤ 有利于对人类癌症的连续研究。

肿瘤药物学

一、名词解释

1. 多药耐药性
2. 烷化剂
3. 靶向治疗
4. 靶分子药物

二、单项选择题

1. 周期非特异性药物常采用的给药方式是：（　　）
A. 大剂量间歇给药　　B. 小剂量连续给药
C. 大剂量连续给药　　D. 小剂量间歇给药
2. 局部给药需注意以下哪一事项？（　　）
A. 药物吸收特点
B. 药物活性形式
C. 药物是否具有刺激性或腐蚀性
D. 以上全考虑
3. 对增长缓慢的实体瘤，从细胞增殖动力学考虑联合用药时，宜采取哪种给药方式？（　　）
A. 先周期特异性药物后周期非特异性药物
B. 同时使用周期特异性和非特异性药物
C. 先周期非特异性药物后周期特异性药物
D. 以上都可以
4. 抗肿瘤同步化作用时宜采取哪种给药方式？（　　）
A. 周期特异性药物与周期非特异性药物序贯使用
B. 周期特异性和非特异性药物同时使用
C. 不同周期特异性药物序贯使用
D. 以上都可以
5. 氨磷斯丁与顺铂合用是为了达到以下哪种目的？（　　）
A. 减轻顺铂引起的肾、血液及神经毒性
B. 增加顺铂的抗肿瘤作用
C. 促进顺铂的排泄
D. 以上都是

三、多项选择题

1. 下列哪些是细胞毒类抗肿瘤药物的生化作用机制？（　　）
A. 干扰核酸生物合成
B. 调节机体免疫功能
C. 直接影响 DNA 结构与功能
D. 干扰转录过程和阻止 DNA 合成
E. 干扰蛋白质合成与功能

2. 下列哪些作用机制与肿瘤细胞耐药性有关？（　　）
A. 肿瘤细胞内活性药物减少
B. 肿瘤细胞受损的 DNA 修复加速
C. 肿瘤细胞内活化药物增加
D. 利用更多的替代代谢途径
E. 药物作用的受体或靶酶的改变

3. 下列药物中属于烷化剂的有哪几种？（　　）
A. 环磷酰胺　B. 甲氨蝶呤　C. 达卡巴嗪
D. 吉西他滨　E. 替加氟

4. 以下哪些是氟尿嘧啶衍生物？（　　）
A. 巯嘌呤　B. 阿糖胞苷　C. 替加氟
D. 卡培他滨　E. 福莫司汀

5. 以下哪些是蒽环类抗生素药物？（　　）
A. 表柔比星　B. 平阳霉素　C. 埃坡霉素
D. 柔红霉素　E. 甲氨蝶呤

6. 以下哪些是以 EGFR 为靶点的小分子抗癌药？（　　）
A. Glee Vec　B. Iressa　C. Avastin
D. Tarceva　E. Herceptin

7. 以下哪些是以 EGFR 为靶分子的单克隆抗体？（　　）
A. Trastunmab　B. Rituxan　C. Erbitnx
D. Alemtuznmab　E. Iressa

8. 以下哪些是抗雌激素药物？（　　）
A. 己烯雌酚　B. 他莫昔芬　C. 托瑞米芬
D. 来曲唑　E. 酮康唑

四、填空题

1. 根据药物作用的周期或时相特异性，抗肿瘤药物分为________________

____(如________)和______________(如________)。

2. 抗代谢药主要作用于细胞周期的______期,属于细胞周期特异性药物。

3. 有些抗代谢药除了作用于S期,对 G_1 和 G_2 期也有作用,随着时间延长,作用减弱,为自限性S期特异性药物,如__________、__________等。

4. 影响微管功能的药物有__________类、__________类等。

5. 影响拓扑异构酶的药物有__________类、____________________类等。

6. 铂类配合物的主要毒性不良反应是对________的影响。其临床应用的主要药物有______________、______________、__________等。

7. 生物反应调节剂是____________________________。

8. 癌症疼痛药物治疗的主要原则是:________________________、____________________________、____________________________、____________________________、____________________________。

9. 癌症轻度疼痛可使用____________________________________±__________,主要代表药物有________。

10. 癌症中度疼痛可使用____________±____________±____________,主要代表药物有____________。

11. 癌症重度疼痛可使用____________±____________±____________,主要代表药物有______。

12. 影响抗肿瘤药物治疗时呕吐程度的因素有__________、__________、__________、__________、____________。

13. 止吐药中,作用于5-羟色胺受体的药物有__________、__________、__________、__________等。

14. 临床常用的双膦酸盐类药物有__________、__________、__________等。

15. 美司钠能与丙烯醛结合而解除对泌尿系统的毒性,临床主要与____________合用,作为____________保护剂。

16. 右雷唑烷与________合用,可作为________保护药。

17. 甘氨双唑钠能增强放、化疗对实体瘤中厌氧细胞的治疗效果,临床作为治疗______剂。

五、判断题

1. 烷化剂可直接破坏DNA结构,杀灭处于增殖周期各时相的细胞,是细胞周期非特异性药物。　(　　)

2. 激素类药物通过调控细胞生理功能,调动机体免疫机制,从而抑制肿瘤生长。　(　　)

3. 生物反应调节剂具有非细胞毒性和靶向性,有调节作用和细胞稳定性作

用。这些药物通过调动机体自身的生物学反应抑制或消除肿瘤。（　）

4. 抗代谢药物分别在不同环节阻止 DNA 的生物合成，抑制肿瘤生长，是细胞周期特异性药物。（　）

5. 直接攻击 DNA 或抑制其合成及功能的药物属于生物反应调节剂。（　）

6. 恶性肿瘤的化学治疗药物也会对人体正常的 DNA 合成与细胞分裂并不比癌细胞慢多少的一些细胞产生影响。（　）

7. 烷化剂药物对 G_1、S、G_2、M 期细胞以及 G_0 期细胞都有杀伤作用，属于细胞周期特异性药物。（　）

8. 抗肿瘤抗生素化学结构多种多样，其作用机制主要通过对 DNA 的直接作用，大部分属细胞周期特异性药物。（　）

9. 植物来源抗肿瘤药的作用机制与烷化剂及抗代谢药物完全不同，主要作用于 S 期或 M 期，属于细胞周期特异性药物。（　）

10. 反义寡核苷酸以序列特异性的方式与 DNA 及 RNA 结合，通过干扰或抑制 RNA 编码蛋白的产生而阻断基因的表达。（　）

11. 亚叶酸钙临床可用于甲氨蝶呤过量或大剂量治疗的解毒或5-FU的生物调节剂。（　）

12. 氨磷斯丁为细胞保护剂，临床上与烷化剂、铂类等化疗药同时使用而减轻血液系统、肾脏的损害和神经毒性。（　）

六、问答题

1. 试述细胞周期非特异性药物的作用特点。
2. 试述多药耐药性药物的典型特点。
3. 激素类药物为什么能用于肿瘤的治疗？
4. 简述芳香酶抑制剂的抗癌机制及主要适应证。
5. 生物反应调节剂主要有哪几类？
6. 简述肿瘤基因治疗的原理。
7. 骨溶解抑制剂治疗肿瘤有何意义？
8. 合理药物联合应用需考虑的原则是什么？

参考答案

一、名词解释

1. 多药耐药性：是指肿瘤细胞在接触一种抗肿瘤药后，对多种结构不同、作用机制各异的其他抗肿瘤药也产生交叉耐药性。

2. 烷化剂：能向其他化学分子引进烷基的化合物。

3. 靶向治疗：针对细胞受体、关键基因和调控分子为靶点的治疗。

4. 靶分子药物：以导致肿瘤发生的关键受体及基因产物作为靶点而设计、筛选出的药物。

二、单项选择题

1. A　2. D　3. C　4. C　5. A

三、多项选择题

1. ACDE　2. ABDE　3. AC　4. CD
5. AD　6. BD　7. AC　8. BC

四、填空题

1. 细胞周期非特异性药物　烷化剂　细胞周期特异性药物　抗代谢药物

2. S

3. 甲氨蝶呤　巯基嘌呤

4. 长春碱　紫杉烷

5. 喜树碱　鬼臼毒素衍生物

6. 肾脏　顺铂　卡铂　奥沙利铂

7. 能修饰机体免疫功能的药物

8. 口服或其他非创伤性给药途径　“按时”给药　“按阶梯”用药　药物剂量个体化　适当使用辅助用药

9. 非甾体类抗炎止痛药(非阿片类止痛药)　辅助药物　阿司匹林

10. 弱阿片类药　非阿片类止痛药　辅助用药　可待因

11. 强阿片类药　非阿片类止痛药　辅助用药　吗啡

12. 化疗剂量　性别　年龄　饮酒史　既往化疗史

13. 昂丹司琼　托烷司琼　格雷司琼　阿扎司琼

14. 氯屈膦酸盐　帕米膦酸盐　唑来膦酸盐

15. 异环磷酸胺　泌尿系统

16. 阿霉素　心脏

17. 增敏

五、判断题

1. 正确。

2. 错误。改为：激素类药物通过竞争激素受体或抑制合成酶的活性等机制影响机体内分泌的平衡，从而抑制某些激素依赖性肿瘤的生长。

3. 正确。

4. 正确。

5. 错误。改为：直接攻击 DNA 或抑制其合成及功能的药物属于化学治疗药物。

6. 正确。

7. 错误。改为：烷化剂药物对 G_1、S、G_2、M 期细胞以及 G_0 期细胞都有杀伤作用，属于细胞周期非特异性药物。

8. 错误。改为：抗肿瘤抗生素化学结构多种多样，其作用机制主要通过对 DNA 的直接作用，大部分属细胞周期非特异性药物。

9. 正确。

10. 正确。

11. 正确。

12. 正确。

六、问答题

1. 细胞周期非特异性药物的作用特点有：

(1) 能杀灭处于增殖周期各时相的细胞。

(2) 药物对恶性肿瘤细胞的作用较强，能迅速杀死肿瘤细胞。

(3) 在机体能耐受的毒性限度内，其对细胞杀伤能力随剂量的增加而成倍增加。

2. 多药耐药性药物的典型特点有：

(1) 多药耐药性多出现于天然来源的抗肿瘤药，如长春碱类、鬼臼毒素衍生物、紫杉烷类、蒽环类抗生素等。

(2) 多药耐药性细胞中抗肿瘤药的积聚比敏感细胞少。

(3) 多药耐药细胞膜上出现一种称为 P-糖蛋白(P-gp)的跨膜蛋白，编码 P-gp 的 mdr1 基因过度表达。

3. 激素敏感性组织来源的肿瘤可能是激素依赖性的，它们的生长能被具有相反作用的激素、激素拮抗剂或抑制激素合成的药物所抑制。用激素或其拮抗剂等调节人体内激素平衡，可抑制这些肿瘤生长。

4. 芳香酶是体内合成雌激素的重要酶系，酶活性被抑制后，使血中雌酮及雌二醇水平下降，抑制肿瘤细胞的生长。

芳香酶抑制剂主要用于绝经期后的乳腺癌。

5. 生物反应调节剂主要有免疫调节剂、干扰素及干扰素诱导剂、淋巴因子或细胞因子、胸腺素类、单抗及其交联物、效应细胞等。

6. 肿瘤基因治疗是将外源基因(目的基因)用基因转移技术导入人体的靶细胞，直接修复和纠正肿瘤相关基因的结构与功能，或间接通过增强宿主的防御机制和杀伤肿瘤能力，从而抑制和杀伤肿瘤组织。

7. 骨溶解抑制剂能降低破骨细胞活性，延迟溶骨性转移的进展，减少溶骨性骨折的发生，减轻骨转移疼痛和降低血钙。与化疗联合应用，对多发性骨转移的效果较好。

8. 合理药物联合应用需考虑细胞增殖动力学、抗肿瘤药物作用的生化机理、药物毒性、药物的敏感性(抗瘤谱)、抗肿瘤药物药代动力学特点。

肿瘤综合治疗

一、单项选择题

1. 肿瘤的手术治疗首先依赖于正确诊断，下列哪一项不能作为根治性手术的指征？ （ ）

A. 切取组织活检见癌细胞

B. 细针吸取细胞学检查见癌细胞

C. 切割穿刺针活组织检查见癌细胞

D. 术中冰冻切片检查见癌细胞

2. 对肿瘤的切除活检，哪项陈述是正确的？ （ ）

A. 切除整个肿瘤组织及边界相当的正常组织

B. 切除部分肿瘤组织及其边界部分正常组织

C. 切除肿瘤与正常组织交界处

D. 应楔形切除肿瘤边缘及肿瘤组织

3. 腹腔内肿瘤根治性切除后，其创面最佳的处理方式是： （ ）

A. 用蒸馏水冲洗创面

B. 用生理盐水冲洗创面

C. 用适当的抗癌药物浸泡创面

D. 用碘伏涂抹创面

4. 放疗等效野含义是什么？ （ ）

A. 两野面积相等

B. 两野周长相等

C. 用两野形状相同对称野治疗

D. 两野中心轴剂量一致

5. 以下关于百分深度剂量的叙述哪项不合适？ （ ）

A. 面积增大百分深度剂量增大

B. 深度增加百分值逐渐增加

C. 源皮距越大同一深度百分量越高

D. 与射线能量有关

6. 下列哪项不是楔形板滤板临床运用时要涉及的参数？ （ ）

A. 楔形板尺寸　　B. 楔形板因子

C. 楔板角　　D. 楔形角

7. 关于单野放疗原则，下列描述最准确的是： （ ）

A. 经济状况差的病人治疗
B. 替代电子束治疗
C. 浅表病变，范围不大肿瘤病变的治疗
D. 姑息治疗

8. 关于放疗照射方法的选择，下列叙述最为正确的是： （ ）
A. 二野成角照射（非对穿照射）需加楔形滤板
B. 三维调强放疗常用二野成角照射（非对穿照射）
C. 必要时可用电子束同中心照射
D. 电子束照射和^{60}钴照射不能混合使用

9. 就放疗而言，通过一般检查手段能确定的具有一定大小的肿瘤病变区域为： （ ）
A. 临床靶区（CTV） B. 计划靶区（PTV）
C. 肿瘤靶区（GTV） D. 危及器官

10. 在制定放疗计划时各靶区的关系通常为： （ ）
A. PTV＞CTV＞GTV B. PTV＜CTV＞GTV
C. PTV＞CTV＜GTV D. PTV＜CTV＜GTV

11. 引起肝衰竭、腹水的肝脏 TD 5/5 放射耐受量（cGy）为： （ ）
A. 1 500 B. 2 000
C. 2 500 D. 3 500

12. 中耳前庭 TD 5/5 放射耐受量（cGy）为： （ ）
A. 5 000 B. 5 500
C. 6 000 D. 6 500

13. 等中心放疗的最大误差不能超过的范围为： （ ）
A. 2 mm B. 3 mm
C. 0.5° D. 3%

14. 放疗早反应组织有： （ ）
A. 黏膜 B. 心脏
C. 肾 D. 神经系统

15. 对细胞放疗敏感性差的肿瘤一般说来有下列哪项特征？ （ ）
A. 一般增殖快 B. 分化程度低
C. 放疗耐受量偏高 D. 可治愈

16. 下列哪项不是近距离治疗的特点？ （ ）
A. 局部剂量高，达到边缘后剂量陡然下降
B. 照射范围内剂量分布均匀
C. 照射时间短

D. 一次连续照射或数次照射

17. 临床上描述的组织受照量是指：（　　）

A. 照射量　　B. 吸收剂量

C. 百分深度剂量　　D. 射线能量

18. 患者不规则阴道流血半年，宫颈活检后病理证实为宫颈鳞癌Ⅱ级。妇科检查：阴道上1/3肿瘤浸润，宫颈菜花样肿瘤约3 cm×3 cm×1 cm大小，右侧宫旁结节状达盆。该患者宜选择下列哪种治疗方法？（　　）

A. 根治性手术　　B. 根治性放疗

C. 术前放疗　　D. 术后放疗

19. 宫颈癌体外照射包括的淋巴区域为：（　　）

A. 闭孔、髂内外、髂总、腹主动脉旁及腹股沟浅淋巴结

B. 闭孔、髂内外、腹股沟深、部分髂总淋巴结、骶前淋巴结

C. 腹股沟深浅、盆腔、腹主动脉旁淋巴结

D. 盆腔淋巴结、骶前淋巴结、主动脉旁淋巴结

20. 一子宫肿瘤患者术后病理为：子宫内膜腺癌Ⅰ级，肿瘤浸润达浆膜层，脉管有癌栓，宫颈管内膜受侵。下面哪项不是术后放疗的理由？（　　）

A. 子宫内膜腺癌Ⅰ级　　B. 肿瘤浸润达浆膜层

C. 脉管有癌栓　　D. 宫颈管内膜受侵

21. 放射治疗常用设备有：（　　）

A. 模拟机　　B. 治疗计划系统

C. 加速器　　D. 以上都对

22. 如病变浅表且范围不大，选择如下哪种放射治疗照射技术较为适宜？（　　）

A. 单野照射技术　　B. 两野相对结合照射

C. 两斜入射野结合　　D. 多野结合照射

23. 常规照射分割(标准分割)剂量为：（　　）

A. 2.00 cGy　　B. 200 Gy

C. 200 cGy　　D. 20 Gy

24. 近距离放疗最常为：（　　）

A. 单独使用　　B. 外照射补充

C. 术后补充　　D. 术前放疗用

25. 某宫颈癌患者腔内放疗，每周1次，每次剂量6 Gy，照射时间为15 min。该治疗属于：（　　）

A. 中剂量率腔内放疗　　B. 中高剂量率腔内放疗

C. 低剂量率腔内放疗　　D. 高剂量率腔内放疗

26. 常规高温热疗温度是：（ ）

A. 39.5～41.5℃　　B. 50～100℃

C. 41～45℃　　D. ＞200℃

27. 热疗＋放射治疗浅部加热最常见的并发症是局部皮肤烫伤，其发生率一般为：（ ）

A. 5%～20%　　B. 20%～35%

C. 35%～50%　　D. 50%～65%

二、多项选择题

1. 恶性肿瘤综合治疗的基本原则是什么？（ ）

A. 局部与全身并重原则

B. 分期治疗原则

C. 个体化治疗原则

D. 生存率与生活质量并重原则

E. 中西医并重原则

2. 常用的恶性肿瘤综合治疗主要包括哪些手段？（ ）

A. 外科手术治疗

B. 放射治疗，包括 γ 刀治疗

C. 化疗

D. 中医中药治疗

E. 肿瘤的介入治疗

3. 对转移性肿瘤的手术治疗，以下哪些叙述是错误的？（ ）

A. 转移性肿瘤已属晚期，丧失手术治疗的时机

B. 原发灶手术时发现肝转移癌，无论情况如何都禁忌手术

C. 原发灶手术时发现肝转移癌小而孤立病灶，可同时切除

D. 原发灶手术切除后 5 年，肝脏发现一枚 2.0 cm×2.0 cm 转移灶，可予以手术切除

E. 原发灶手术切除时，发现脑、肺、肝各有小而孤立的转移灶，仍可分别予以切除

4. 肿瘤手术时必须遵循无瘤操作技术原则。下列哪几项为无瘤技术要求？（ ）

A. 手术前对肿瘤准确定位

B. 对结、直肠癌手术，肠道准备时不用灌肠而用泻药

C. 结扎通往肿瘤的血管，应依次先静脉后动脉

D. 手术前 2 小时，静推抗生素

E. 探查腔内肿瘤应从远到近，以免将癌细胞播散在腔内

5. 腹腔镜技术应用于肿瘤的诊断显示出其独特价值，原因有：（　　）

A. 视野清晰并可放大

B. 创伤小，术后恢复快

C. 同时可行活检

D. 不存在因操作而促使肿瘤种植转移风险

E. 无禁忌证，可运用于所有病人

6. 关于热疗联合放射治疗的生物学基础的叙述，以下哪些是正确的？（　　）

A. 肿瘤细胞的热敏性高于正常细胞

B. 乏氧细胞和S期细胞对热疗表现为高敏感性

C. 热疗可以抑制肿瘤细胞放射治疗损伤的修复作用

D. 热疗对肿瘤中央的杀伤作用远不及对肿瘤周边细胞的杀伤作用

E. 合理地应用热疗和放射治疗，可以起到优势互补、协同增敏的作用

7. 关于膀胱癌放疗适应证的叙述，以下哪些是正确的？（　　）

A. 对 T_1、T_{2a}病变，外照射加组织间插植可达到与单纯膀胱切除术相似的效果，且可以保留膀胱及性功能

B. T_{2b}、T_3 术前放疗比单纯手术好

C. T_4 患者可以行姑息放疗，以减轻症状

D. 术后放射治疗：膀胱癌术后肿瘤残存，切缘不干净，膀胱外受侵或侵犯盆腔周围器官，或淋巴结转移者

E. 各期病变均适用于放疗

三、填空题

1. 近距离放射治疗时，离放射源越近，剂量越______；离放射源越远，剂量越______。照射体积内剂量分布______。

2. 肿瘤手术依据其目的可分为诊断性、预防性、根治性、______、减体积手术等。

3. 中医所谓“正气存内，邪不可干”，“邪之所凑，其气必虚”，说明疾病产生时的______。肿瘤的产生和发展是______的过程。

4. 中医的脏腑和现代医学的脏腑相当，但中医的脏腑功能与现代医学概念不同。如先天之本肾，不只是泌尿功能，还包含____________________；后天之本脾，不只包含血的生成，更主要的是____________。

5. 中医治疗肿瘤的法则主要有：__________，__________，__________，__________，__________等。

6. 肺癌属于中医学______、______等范畴。

7. 食管癌相当于中医学______等范畴。

8. 乳腺癌相当于中医学______范畴。

9. 胃癌属于中医学的______、______、______、______、______、______等范畴。

10. 大肠癌属于中医学______、______、______、______、______、______、______等范畴。

11. 高能超声治疗时，一般认为在超声强度$<1\ 000\ W/cm^2$，治疗时间$>1\ s$，主要考虑__________；而超声强度$>2\ 000\ W/cm^2$，治疗时间$0.04\sim1\ s$，主要是产生________。

四、判断题

1. 模拟机是X光机，可用普通诊断X光机替代。（　）

2. 热耐受定义为第一次加热后对后续加温产生的抗拒现象，因此两次热疗之间一般要间隔24小时。（　）

3. 热疗与放射治疗同时进行增敏作用最大，但在照射前、后1个多小时的时间内加热，都对放射治疗有不同程度的增强作用。（　）

4. 合理地联合应用放射治疗和热疗，可以将放射治疗对肿瘤的完全消退率提高1倍或1倍以上，从而提高放射治疗的局部控制率。（　）

5. 前列腺癌的放疗主要用于内分泌治疗失败者，以外照射为主，可辅以组织间插植照射。（　）

五、问答题

1. 什么是循证医学？

2. 循证医学证据级别可分为哪几类？

3. 什么是肿瘤综合治疗？

4. 肿瘤外科治疗的无瘤操作技术主要包括哪些具体环节？

5. 腹腔镜技术在恶性肿瘤诊断上的优势有哪些？

6. 常见放射治疗的方式有哪些？

7. 什么是GTV，CTV，PTV？

8. 什么是常规分割、超分割和加速分割放疗？

9. 肿瘤放射治疗适应证和禁忌证有哪些？

10. 现代近距离治疗常用的放射性核素有哪些？

11. 何谓肿瘤根治术？

12. 肿瘤放疗相关急症有哪些？

13. 近距离治疗的内容及适应证是什么？

14. 简述百分深度剂量定义及其变化规律(影响因素)如何?
15. 放射治疗计划评估的方法及其要求是什么?
16. 常用放射治疗设备有哪些?各自功能和特点是什么?
17. 什么是近距离放射治疗中的 A 点?
18. 宫颈癌术前放疗的目的是什么?
19. 子宫内膜癌术后放疗的适应证是什么?
20. 肿瘤化疗的适应证有哪些?
21. 肿瘤治疗中应当禁用或慎用化疗药物的情形有哪些?
22. 肿瘤化疗中出现哪些情况应考虑减药、停药或换药?
23. 肿瘤化疗的基本原则是什么?
24. 联合化疗的原则是什么?
25. 中医治疗肿瘤的理论基础是什么?
26. 中医认为肿瘤的病因病机是什么?
27. 中医认为正气、邪气各是什么?
28. 什么是中医的辨证论治?
29. 口服煎剂的优点是什么?
30. 有抗癌作用的清热解毒类中草药有哪些(举例 5 味)?
31. 根据现代研究,中药的抗癌作用及机理有哪些?
32. 中医认为肺癌的病因病机是什么?
33. 按照中医理论肺癌的临床常见证型有哪些?
34. 肺癌的常用中成药有哪些?
35. 按照中医理论食管癌的病因病机是什么?临床常见的证型有几型?
36. 按照中医理论胃癌的病因病机是什么?
37. 按照中医理论,大肠癌的病因病机是什么?临床常见的证型有哪些?
38. 何为介入放射学?
39. 简述 Seldinger 技术及其在介入放射学中的作用。
40. 简述 PTCD 含义及其适应证。
41. 试述肝癌介入治疗的适应证和禁忌证。
42. 简述在肿瘤介入治疗中药盒植入术的适应证。
43. 肝癌介入栓塞治疗理论基础。
44. 高强度聚焦超声肿瘤治疗系统一般由哪些部分组成?
45. HIFU 在治疗肿瘤过程中可产生一系列生物学效应,它使肿瘤细胞在形态、功能和结构等方面发生了不可逆变化,这些生物学效应主要有哪些?
46. 试述超声聚焦刀(HIFU)治疗恶性肿瘤适应证和特点。
47. 目前常用的肿瘤综合治疗模式主要有哪些?

48. 术前化疗的优缺点有哪些?

参考答案

一、单项选择题

1. B **2.** A **3.** C **4.** C **5.** B **6.** C **7.** C **8.** A
9. C **10.** A **11.** D **12.** C **13.** A **14.** A **15.** C **16.** B
17. B **18.** B **19.** B **20.** A **21.** D **22.** A **23.** C **24.** B
25. D **26.** C **27.** A

二、多项选择题

1. ABCDE **2.** ABCDE **3.** ABE **4.** BCE
5. ABC **6.** ABCE **7.** ABCD

三、填空题

1. 大 小 不均匀
2. 姑息性
3. 正邪关系 正邪相争
4. 免疫、内分泌系统的功能 消化系统功能
5. 扶正培本法 活血化瘀法 清热解毒法 软坚散结法 以毒攻毒法
6. 肺积 息喷
7. 噎膈
8. 乳岩
9. 反胃 胃反 翻胃 伏梁 积聚 胃脘痛
10. 肠覃 积聚 脏毒 肠风 下痢 肠澼 锁肛痔
11. 热效应 空化效应

四、判断题

1. 错误。改为:模拟机属于专用 X 光机,不可用普通 X 光机代替。

2. 错误。改为:热耐受现象为暂时性、无遗传性,一般可在加热后 48～72 小时消失。因此,两次热疗之间一般要间隔 72 小时。

3. 正确

4. 正确

5. 正确

五、问答题

1. 循证医学是一种要求在最佳研究证据基础上，结合临床专业技能和患方价值开展相应的医疗服务活动的医学思想和方法论，属于方法学范畴。其核心思想是：任何医疗决策的确定都应基于客观的临床科学研究依据，即临床医师在诊断治疗和行政部门制定卫生决策时都应依据现有的最可靠的科学依据进行。

2. 循证医学证据一般分为以下几类：

I_a：从 Meta 分析随机对照试验得出的证据。

I_b：从一次以上随机对照试验得出的证据。

Ⅱ：从一次以上妥善设计的（非随机）对照试验得出的证据。

Ⅲ：无对照的描述性研究（例如比较研究、相关研究）得出的证据。

Ⅳ：从专家委员会的报告或意见及（或）权威人士的临床经验得出的证据。

3. 肿瘤综合治疗是一项要求根据病人的身体情况、肿瘤的病理类型、侵犯范围（病期）和发展趋向，有计划地合理应用现有的治疗手段，以期最大限度地提高治愈率，改善病人生活质量的治疗原则。综合治疗重视病人身体和疾病两个方面，并且不排斥任何有效方法。

4. 肿瘤外科治疗的无瘤操作技术主要包括：

(1) 术前检查应轻柔，防止粗暴的检查，并要尽可能减少检查次数。

(2) 术前皮肤准备时应轻巧，减少局部摩擦，不要用肥皂擦洗，防止癌细胞进入血管。

(3) 需要截肢者，不采用抬高患肢减少失血的办法，以免癌细胞沿血运扩散。

(4) 尽量不用局部麻醉，也不要轻易在肿瘤内注射任何药物。因为局部麻醉可促使组织水肿，造成手术困难。同样，局部麻醉或向肿瘤内注射药物可使局部压力增高，容易造成肿瘤细胞播散。

(5) 手术切口要充分，并留有延长切口的余地。暴露要清楚，以便于操作，使肿瘤在分离、切除、移去过程中不受挤压。

(6) 对有溃破或已活检的肿瘤病灶，要用纱布遮盖，并用医用薄膜封闭，然后进行消毒。

(7) 手术时尽可能采用电刀切割，不仅可以减少出血，同时由于小血管及淋巴管被封闭，且高频电刀也有杀灭癌细胞的功能，因而可以减少血道播散及局部种植的可能。分离过程尽量用锐性分离，少用钝性分离。

(8) 剖腹手术切开后要保护创面。除用纱垫外，还应用一层薄塑料膜，以防止癌细胞在创面种植。

(9) 探查腔内，应从远到近，以免将癌细胞播散在腔内。

(10) 检查癌灶,应首先用纱布垫包裹,避免癌细胞脱落。

(11) 解剖应从四周到中心。作活检后,手术者换手套及手术器械,手术野重新铺无菌巾。

(12) 手术时,可用适当的抗癌药物浸泡创面,以期消灭脱落的癌细胞。生理盐水冲洗创面时必须充分,避免脱落癌细胞残留。术后也可采用化疗药物创面灌注方式,杀灭或减少脱落癌细胞。

(13) 结扎通往肿瘤的血管,先静脉后动脉。

(14) 对结、直肠癌手术,肠道准备时不用灌肠而用泻药,避免将肠内脱落的癌细胞冲散到全结肠。手术时,在搬动肿瘤前,先用纱布条结扎肿瘤的上、下端肠管,防止癌细胞在肠腔内扩散。切除癌瘤后,吻合肠管时务必切除钳夹的肠壁。断端无瘤处理后才能吻合,以避免或减少吻合口肿瘤复发。

5. 腹腔镜技术在恶性肿瘤诊断上的优势主要有:

(1) 腹腔镜技术可以将图像放大 8～14 倍,且占用空间小,能发现术前影像学检查不能发现的微小病灶。

(2) 腹腔镜下可以对病变组织进行直接观察,采集活检标本。

(3) 腹腔镜下超声可以观察到脏器深部病变,而且腹腔镜下超声探头可以直接与拟观察的脏器表面接触,避免了腹壁及胃肠道气体的干扰,提高了分辨力。

综上所述,诊断性腹腔镜和腹腔镜超声可作为“原发性或转移性腹部恶性肿瘤患者术前影像学检查的补充方法”,避免无谓的“开关术”。

6. 常见放射治疗方式有:

(1) 单野照射:用一束射线行放射治疗。该照射使放射源近侧肿瘤剂量高,远侧剂量低,因此剂量梯度大,主要用于浅表病变范围小的肿瘤病变。

(2) 二野对穿照射:即两照射野呈 180°照射。常用于中线部位或对称的肿瘤如鼻咽癌、脑瘤、纵隔病变和双颈肿大淋巴结等的治疗。

(3) 二野成角照射:用于明显偏向一侧病变的照射,需加用滤板,否则剂量分布极差。

(4) 三野及多野照射:对位置比较深,周围有危及器官的重要病变治疗可选三野或多野照射,这可使靶区外的正常组织受量低于靶区剂量。运用三野及多野照射时,可能需要加用滤板。现代三维适形和三维调强放疗常用该方法。

7. (1) 肿瘤靶区(GTV):指肿瘤的临床病灶,即通过一般检查手段能确定的具有一定大小的肿瘤病变区域。包括肿瘤原发病灶和转移灶。肿瘤根治切除后则认为没有肿瘤区。

(2) 临床靶区(CTV):肿瘤靶区、亚临床病灶及肿瘤可能侵犯的区域。

(3) 计划靶区(PTV):考虑到照射器官的运动及摆位体位的误差,在临床靶区外放大的区域。只有在 PTV 得到足够剂量的情况下,临床靶区的剂量才能得到保证。

8. (1) 常规分割放疗:指每次剂量 1.8～2.0 Gy,每周 5 次。

(2) 超分割放疗:每次剂量 1.15～1.2 Gy,每日 2 次,间隔大于 6 小时。优点是局部控制率更好而晚反应组织损伤不增加。间隔大于 6 小时的原因是使正常组织得以充分修复,但对脊髓 6 小时太短。

(3) 加速分割放疗:每次剂量 1.5～1.6 Gy,每日 2 次,间隔大于 6 小时的治疗。目的在于抑制肿瘤细胞的加速再增殖,缩短治疗时间以提高局部控制率,但早、晚反应组织损伤均增加。

9. (1) 肿瘤放射治疗适应证广泛,放射敏感肿瘤病人从早期的根治到晚期的姑息止痛均可,因此只要放疗对病人利大于弊即为适应证。

(2) 相对禁忌证:① 肿瘤对放疗不敏感;② 肿瘤对放疗中等敏感,但有远处转移;③ 肿瘤对放疗中等敏感,足量放疗后局部复发;④ 照射可能严重影响脏器功能(如肺癌,肺功能不全);⑤ 有严重的合并症;⑥ 血象太低。

(3) 绝对禁忌证:放疗对病人无益处,见于濒死病人。

10. 现代近距离治疗常用的放射性核素有:① ^{192}铱,为最常用放射源;② ^{60}钴;③ ^{137}铯;④ ^{103}钯;⑤ ^{125}碘。

11. (1) 肿瘤根治术是一个关于肿瘤外科手术等治疗方式的概念,其基本含义是指根据某一特定肿瘤的生物学特点及其期别确定的一定的手术范围,以尽可能地达到根治肿瘤的目的。一般要求手术能将肿瘤病灶连同有转移的淋巴结及局部受侵犯的脏器整块切除,切缘阴性。

(2) 肿瘤根治术是针对一定期别的肿瘤病例而言的。通常肿瘤根治术不应用于晚期肿瘤病例。

(3) 任何一种肿瘤根治术都有特定的含义,应依据其原则要求操作。如 1894 年 Halsted 及 Meger 分别发表的乳腺癌根治术操作方法,其手术原则为:① 原发灶及区域淋巴结应作整块切除;② 切除全部乳腺及胸大、小肌;③ 腋窝淋巴结作整块彻底的切除。

(4) 肿瘤根治术的概念是根据手术时期望达到的治疗目的而言的,而不是根据该术式的最终效果而言的。实际上,相当一部分行肿瘤根治术的病例是达不到真正的根治肿瘤的效果的。

12. 肿瘤放疗相关急症有:

(1) 出血,肿瘤坏死引起的出血。

(2) 上腔静脉综合征。

(3) 气管压迫。

（4）脊髓受压。

（5）骨转移剧痛。

13. 近距离治疗的内容及适应证有：

（1）腔内或管内照射：广泛用于鼻腔、鼻咽、口腔、气管、支气管、食管、阴道、宫颈、宫体、直肠等部位的治疗。

（2）组织间照射：用于脑、头颈部、肺肿瘤及肢体软组织肉瘤的治疗。

（3）术中置管、术后照射。

（4）模照射：即敷贴治疗。用于表浅肿瘤治疗。

14. 百分深度剂量是指体模内照射野中心轴上某一深度点吸收量与该轴上最大剂量的百分比。

变化规律：① 射线能量：高能量射线某深度的百分深度剂量比低能量射线的大。② 照射野面积和形状遵循以下原则：照射野面积增大，同一深度百分深度剂量增大。③ 深度影响：在组织吸收射线达到最大剂量之前，随着深度的增加，其吸收量也逐渐增加。最大剂量之后随着深度的增加，吸收量渐小。④ 源皮距影响：源皮距越大，同一深度百分量越高。

15.（1）等剂量线。

（2）剂量体积直方图。

（3）剂量均匀性要求：对于计划靶区的剂量分布，一般要求是尽可能均匀，尤其是不要出现冷点，与处方剂量的偏差以不超过-5%到$+7\%$为佳。

（4）危及器官剂量要进行限制。

16.（1）医用加速器：加速器是一种能赋予带电粒子能量达兆伏级的装置。为医学所设计的加速器称医用加速器。根据加速电子的方式可分为电子感应加速器、电子直线加速器和电子回旋加速器。目前临床最常用的是电子直线加速器。加速器可产生各种能量的电子线和X线，用于各种肿瘤病人的治疗。

（2）钴治疗机：放射治疗设备，同位素^{60}Co为其放射源，利用其衰变放出的γ射线治疗病人。该设备故障率低，维修方便。平时，放射源在设备的铅屏蔽中，治疗时放射源由气泵顶出到达射线出口治疗病人。随着使用时间的增加和放射同位素的衰变，每次治疗时间会延长。一般放射源使用2个半衰期后需更换。

（3）近距离治疗机：属近距离放射治疗设备，也称后装治疗机，^{192}铱等为其放射源。治疗时将施源器放入治疗部位。最常用于妇科肿瘤的治疗。

（4）模拟机：是专用X光机。它在几何、光学、机械等方面模仿放疗设备，用它设置验证照射野，获取放射治疗用的各种几何参数，还可用于病人日常的复查。是放疗必不可少的设备。

(5) 治疗计划系统：为一套专用计算机。用它在放射治疗前根据现有的设备条件、病人的情况模拟给量，通过不断对各种投照参数、几何参数等的修改得到可以接受的实施方案并应用于临床治疗。

(6) 切割设备：是一种制作放射治疗挡块的装置。主要用于制作放疗照射需用的各种挡块。

17. A点是妇科肿瘤放疗剂量计算的参考点，为从宫颈口向上2 cm，旁开2 cm处。依照曼彻斯特系统要求，妇科肿瘤腔内治疗中应当精确确定A、B点的剂量。

18. 宫颈癌术前放疗的主要目的：

(1) 降低癌细胞活力，减少种植和扩散的几率。

(2) 缩小肿瘤体积，提高手术切除率。

(3) 杀伤亚临床病灶，降低局部复发率。

19. 子宫内膜癌术后放射治疗的适应证为：

(1) 除Ⅰ$_a$期G_1、G_2和Ⅰ$_b$期G_1以外的所有子宫内膜腺癌患者。

(2) 肿瘤浸润超过浅肌层。

(3) 有脉管受累。

(4) 子宫颈受侵。

(5) 有淋巴结转移。

(6) 高危病理类型：透明细胞癌、腺鳞癌、浆液性乳头状癌。

(7) 阴道切缘不净或阴道切缘距离肿瘤小于2 cm。

(8) 病变超出子宫。

20. 肿瘤化疗的适应证：

(1) 晚期或因各种原因无法进行手术或放疗的病人。

(2) 对已进行了手术或放疗的病人，为了消除微小残留病灶，防止复发、转移，需给辅助性全身化疗。

(3) 因病情需要，选择经胸腹腔、骨髓、椎管内及动脉内插管，给予局部区域化疗。

(4) 在自身骨髓移植或外周血干细胞移植的支持下，能耐受高剂量或超常规剂量化疗的病人。

(5) 为了使肿瘤局限，在应用局部治疗手段前先使用化疗，促使局部肿瘤缩小，以期减少切除范围，减少手术创伤，清除或抑制可能存在的微小转移灶，有利于最大限度地保持机体功能，防止转移而进行辅助化疗。

21. 化疗药物一般都具有明显的毒副作用，不宜用于预防性、诊断性治疗，或作为安慰剂使用，使用时需要权衡利弊得失。有下列情况之一者，应禁用或慎用：

(1) 一般情况较差、年老体弱、恶病质等无法耐受化疗者。

(2) 骨髓功能差、严重贫血、白细胞和血小板低于正常范围而无法满足正常化疗要求者。

(3) 伴有心、肺、肝、肾功能异常,肾上腺功能不全,有出血倾向者,慎行化疗,并禁用对有关脏器功能有严重毒副作用的药物。

(4) 曾作多程化疗、骨髓转移者慎行化疗。进行重大手术及大面积放疗者,应避免同时进行化疗。

(5) 过敏体质,尤其对化疗药物有过敏史者,应慎行化疗。

(6) 严重感染、高热、出血、失水、电解质紊乱、酸碱平衡失调等并发症及有其他严重内科疾病患者忌做化疗。

(7) 精神病未能控制患者及无法自控的患者,因依从性差,无法对化疗毒副反应进行及时全面的观察和处理,慎行化疗。

22. 在化疗中如出现以下情况应考虑减药、停药或换药:

(1) 判断化疗疗效为无效者。如化疗 1 个周期后在间歇期中发生病情恶化或治疗 2 个周期后病变评价为进展者。

(2) 出现 3～4 级血液学毒性或非血液学毒性,如骨髓抑制,心、肝、肾功能损害,化学性肺炎等,应根据情况决定是否在下个周期调整用药或停药。

(3) 出现严重的相关并发症。

(4) 出现较为严重的化疗药物过敏反应。

(5) 因患者无法耐受或经济等原因,拒绝进一步化疗者。

23. 肿瘤化疗的基本原则是:

(1) 化疗前必须获得病理或细胞学诊断,个别确实难以取得组织学或细胞学材料,应通过临床物理学及实验室检查获取比较确切的诊断依据,并结合临床征象体检,充分了解肿瘤侵犯范围,尽可能作出 T、N、M 分期。

(2) 接受化疗的病人体质状况应比较好,生活基本能自理,无伴发其他严重疾病的情形,血常规、肝肾功能及心电图均正常,才可能耐受化疗。骨髓或肝肾功能有轻度损伤时,可参照有关标准调整化疗药物用量。

(3) 化疗必须在肿瘤专业医师指导下进行,应该让病人熟悉有关药物的常见副反应,加强临床观察,及时复查生化及血细胞分析等检查,详细了解药物不良反应的发生情况,详细做好各项指标的监测,以便及时发现情况,作出相应的处理,尽可能减轻毒副反应,提高治疗效果。

(4) 根据病理类型和分期,是否存在高危复发因素,按初治或复治等情况,制订合适的策略,选择合理的、最佳的化疗方案。对有望治愈的病人,应争取首次治疗取得完全缓解,此后再予巩固强化治疗,争取达到根治目标。

(5) 化疗期间应加强化疗药物过敏、粒细胞减少及并发感染和恶心、呕吐等常见毒副反应的观察和处理。

(6) 应帮助病人树立战胜肿瘤的信心，消除对化疗的恐惧心理，对可能出现的消化道反应及脱发要有足够的思想和心理准备，及早采取预防措施，尽量减轻化疗的不良反应。

(7) 治疗期间应注意卧床休息，进清淡、富于营养、易消化吸收的饮食。也要补充适量的新鲜水果及液体以便促进药物代谢物从尿中排泄。此外，必须注意保持口腔清洁，防止黏膜损伤，减少并发感染的机会。

24. 联合化疗的原则是：

(1) 选用药物，一般须在单一用药时有效。

(2) 各种药物之间的作用机制及作用于细胞周期的时相各异。

(3) 各种药物之间有可能互相增效。

(4) 毒性作用的靶器官不同，或虽作用于同一靶器官，但作用时间不同。

(5) 各种药物之间无交叉抗药性。

25. 中国古代的阴阳五行、脏腑经络、辨证论治是中医学的理论基础，也是中医治疗肿瘤的理论基础。

26. 中医认为肿瘤的病因病机可概括为外感六淫、内伤七情、饮食不节等，导致人体阴阳失衡，气血运行失常，痰、瘀、毒邪搏结成块，致使脏腑功能失调，形成肿瘤。

27. 所谓正气，就是营、卫、气、血、精、津、液，可以理解为维持机体生长、发育和生存的物质及其能力，包括机体的抗病(癌)能力。所谓邪气就是机体外或内的有害物质，也就是致病因子。

28. 中医在四诊的基础上，进行八纲辨证和脏腑辨证。即根据患者的各种症状和体征，辨别出表里、寒热、虚实、阴阳，如阴虚、阳虚、气虚、血虚，并辨别出气滞、血瘀、痰湿等。进而找准病变的脏腑部位，然后根据辨证确立治法，开出药方。这就是中医的辨证论治。

29. 口服煎剂是中医药最传统、最广泛应用的方法，在中医理论指导下，按辨证论治原则，根据患者病种、症状及机体状况开方配药。此法可随证加减，易于"辨病与辨证相结合"。

30. 具有抗癌作用的清热解毒类中草药有白花蛇舌草、半枝莲、山豆根、藤梨根、金荞麦、土茯苓等。

31. 据现代研究，中药的抗癌作用及机理有诱导细胞分化、促进细胞凋亡、调节信息传递、抑制肿瘤血管生成、抗多药耐药、调节生物反应、直接攻击、杀伤癌细胞。

32. 中医认为肺癌是由于正气内虚，外邪入侵，致肺气壅郁不宣，气滞而瘀；或邪毒结聚，湿热痰浊阻于肺络所致。

33. 肺癌的临床常见证型有:热毒壅肺型、气滞血瘀型、阴虚肺热型、痰湿阻滞型、气阴两虚型。

34. 肺癌可选用的中成药有:平消胶囊、西黄丸、参莲胶囊、华蟾素注射液、鸦胆子油乳注射液等。

35. 中医认为食管癌多因情志郁结,饮食不节,起居不慎而致气滞血瘀,气血亏虚,津液枯竭而发病。临床常见的证型有:肝气郁滞型、瘀血凝滞型、脾虚痰湿型、郁火旺盛型。

36. 根据中医理论,胃癌因为饮食失节,忧思过度,脾胃受损,运化失常,升降失司,气结痰凝,瘀停热蕴,气、痰、瘀、毒互结胃腑而成。

37. 中医认为大肠癌多因正气内虚,脾胃不健,外感邪热;或饮食不节(恣食肥甘、燥热或不洁之物),滋生湿热,日久气血失和,气滞血瘀,热毒下迫,浸淫大肠而逐渐发生癌瘤。临床常见的证型有:湿热下注型、瘀毒内结型、气血双亏型、肝肾阴虚型、脾肾寒湿型。

38. 介入放射学是指在X线、CT等医学影像设备引导下,将特制的穿刺针、导管插入人体病变区,进行影像学诊断、治疗,并取得组织学、生物化学、细菌学等标本的临床学科。

39. Seldinger技术是指用穿刺针穿刺血管前、后壁,将导丝和导管沿穿刺针送入血管的技术。Seldinger技术是一切血管介入放射手术的基础。

40. PTCD是Percutaneous Transhepatic Cholangic Drainage 4个英文字母的缩写,是指经皮肝胆道内外引流术。其适应证为:① 由胆道及其周围组织恶性肿瘤引起的阻塞性黄疸;② 由结石,炎症和手术引起的胆道狭窄并阻塞性黄疸;③ 先天性胆管囊肿和化脓性胆管炎。

41. 肝癌介入治疗的适应证:① 肝癌诊断明确,一般情况尚可者;② 使肿瘤缩小以进行二期手术,并减少术中出血及扩散者;③ 由于各种原因无法手术切除者;④ 原发性肝癌术后复发,肝癌术后预防性治疗者。

肝癌介入治疗的禁忌证:① 心、肺、肝、肾功能严重障碍,严重黄疸,大量腹水,凝血机制障碍及有血管造影禁忌证者为绝对禁忌;② 肝功能低于Child B级者慎用;③ 门脉高压伴逆向血流以及门脉主干完全阻塞者不宜大量栓塞治疗;④ 癌肿占据全肝70%以上者;⑤ 白细胞低于3.0×10^9/L者;⑥ 全身情况极度不良或恶病质者。

42. 在肿瘤介入治疗中药盒植入术适应证:① 适合于长期规律性动脉内灌注化疗的各种实体性肿瘤的姑息性治疗;② 适合于长期规律性碘油栓塞的各种实体性肿瘤的姑息性治疗。

43. 正常肝脏的血供25%来自肝动脉,75%来自门静脉,而原发性肝癌的血供95%以上来源于肝动脉,所以介入栓塞可阻断肝癌的动脉血供,使肿瘤发生缺血坏死，诱导肿瘤细胞凋亡。

44. 高强度聚焦超声肿瘤治疗系统一般由4个部分组成：功率源、监控系统、计算机系统、运动系统。

45. HIFU在治疗肿瘤过程中产生的生物学效应主要有：高温效应、空化效应、机械效应、声化学效应、增敏作用、免疫机制。

46. 超声聚焦刀临床上主要用于治疗腹腔、盆腔内的实体肿瘤及四肢体表肿瘤，如肝癌、肾癌、肾上腺癌、胰腺癌、乳腺癌、骨癌、腹膜后肿瘤等。特别适用于肿瘤手术后复发或年老体弱不能耐受手术的病人。其特点是在治疗癌症的同时可保留患癌部位的功能，如乳癌保乳、骨癌保肢、肝癌保肝，这可极大地提高患者的生活质量。

47. 肿瘤综合治疗模式主要有以下几种：

(1) 手术加术后辅助放、化疗。

(2) 手术加术前放、化疗。

(3) 联合放、化疗，加或不加手术。

(4) 其他局部治疗手段和全身治疗手段的合理应用。局部治疗包括介入、γ刀、X刀、超声刀、热疗等。全身治疗包括生物治疗、基因治疗、分子靶向治疗和中医中药治疗等。

48. 术前化疗的优点：① 早作化疗无耐药，有效率高；② 术前行化疗，因肿瘤血管完整，抗癌药容易到达肿瘤；③ 肿瘤未经切除即行化疗，能了解抗癌药的有效性；④ 早期作全身治疗有可能使预后得到改善；⑤ 有可能抑制术后残留肿瘤细胞的活性；⑥ 如有效，能最大限度地保留器官功能并通过化疗和(或)放疗，为不能手术的病人创造机会。

术前化疗的缺点：① 存在治疗无效，病情进展的情况；② 如果是非浸润癌，会造成治疗过度；③ 因治疗作用可使部分肿瘤阳性体征消失，如初期未明诊断或分期，可能对其后的进一步诊断和分期造成影响，因此对治疗前明确诊断和医患沟通要求高。

肿瘤诊治进展及其新技术的应用

一、填空题

1. 肿瘤微转移是指用__________方法不能检出的__________恶性肿瘤的转移。

2. DNA 探针杂交技术是以__________作为探针与__________进行核酸分子杂交，从而判断两者的同源程度。

3. 恶性肿瘤分子病理学诊断主要应用于：__________、__________、__________、__________、__________、__________等。

4. 恶性肿瘤微转移的检测指标主要有：__________、__________、__________、__________、__________、__________、__________等。

5. 肿瘤微转移的检测方法主要有：__________、__________、__________、__________、__________、__________。

6. 恶性肿瘤综合治疗的主要方法有：__________、__________、__________、__________、__________、__________、__________等。

二、问答题

1. 何谓肿瘤基因诊断？

2. 组织芯片技术在恶性肿瘤诊断中的优势是什么？在恶性肿瘤诊断中主要应用在哪些方面？

3. 简述检测恶性肿瘤微转移的意义。

4. 为什么对恶性肿瘤要实行个体化治疗原则？

5. 恶性肿瘤综合治疗中成本与效果并重的原则是什么？

6. 恶性肿瘤综合治疗中为什么要坚持中西医并重的原则？

7. 中医辨证施治的实质是什么？

8. 中医在对抗恶性肿瘤复发和转移方面有什么样的认识？

参考答案

一、填空题

1. 常规病理学　非血液系统

2. 已知 DNA 片段　待测样品 DNA 或其片段

3. 致癌病毒的检测　肿瘤细胞遗传学改变的检测　细胞内基因结构和量的改变的检测　基因表达产物的检测　肿瘤分化程度的确定　实体瘤中抗药性肿瘤细胞的定位检测

4. 细胞角蛋白　癌胚抗原　血管内皮细胞生长因子　基质金属蛋白酶　黏蛋白　端粒酶　表皮细胞生长因子受体信使核糖核酸

5. 免疫组织化学法　转基因法　原位杂交法　放射免疫　PCR 技术　基因芯片技术

6. 外科手术治疗　放射治疗　化疗　中西医结合治疗　介入治疗　超声聚焦刀治疗　热疗

二、问答题

1. 肿瘤基因诊断是利用特定的 DNA 探针与目的基因形成分子杂交的原理，也可以利用已知 DNA 顺序设计引物对目的基因进行 PCR 扩增，从 DNA 水平和 mRNA 的基因转录水平上检测出肿瘤基因的存在和基因缺陷，从而作出诊断。

2. 组织芯片具有体积小、信息容量大等特点，可在同一张切片上高通量获得组织学、基因和蛋白的表达等信息，极大地提高实验操作效率，降低资金消耗，同时避免了不同实验条件下产生的结果误差，具有较强的可对比性和重复性。主要应用于：① 判断肿瘤组织来源；② 肿瘤分期；③ 肿瘤抗原的筛选。

3. 恶性肿瘤的微转移是一个独立的预后指标，它的检出增加了在形成明确转移灶之前作出诊断的可能性，有助于确定建立在治疗强度、持续时间上不同的、个体化的治疗方案。大量的临床研究已经证实，存在微转移的肿瘤患者术后复发转移的风险增加、整体的生存率下降、预后不良，淋巴结微转移患者的生存期短，预后差。骨髓中检出癌细胞，表明患者已存在血液转移，就不能再作为早期患者对待，应及时合理地辅助治疗，改善预后。

4. 合理用药的核心是个体化用药。根据药物基因组学的理论观，任何药物都不会对所有病人起作用。对于许多药物来说，它们的疗效和毒性存在很大的个体差异，测定这些变化的遗传基础并按照各自的基因进行治疗是十分重要的。当医学进入“个体化医学”时代时，每个病人应有一份属于自己的基因型药物，在临床治疗中必将采用因人而异的疗法，医师必须根据各种依据决定最适合病人的药物和剂量。

5. 成本与效果并重的原则，关键在于对各种治疗方法、治疗手段效果的充分了解，同时需要遵循以下几个原则：

（1）成本最低原则：对临床效果基本一样的多种治疗模式，优先选择经济费用最低的方案。

（2）成本效果原则：其基本含义是单位时间内付出的成本应获得一定量的健康效果。以生存年为分母，以成本为分子。当两种方法比较时，以标准方法和新方法成本的差异与标准方法和新方法生命年的差异之比来计算。结果优于标准方法的可选用。

（3）成本效用原则：同时考虑生存时间和生存质量的经济分析方法，在成本同样的情况下，选择在预算内能达到最大质量调整生存年的治疗模式。

（4）成本效益原则：用货币为单位进行计算。效益大的首选。

6. 中医对肿瘤的治疗强调调节和平衡的原则。通过双向调节、整体调节、自我调节和功能调节等方法恢复和增强机体抗病能力，从而达到阴阳平衡，治疗疾病的目的。肿瘤的现代治疗手段，包括手术、放疗和化疗，甚至生物治疗，在治疗肿瘤的同时都不可避免地损害了机体的正常功能。中医的辨证施治对提高机体对肿瘤的防御能力、减少化疗和放疗的副作用、巩固和加强肿瘤的治疗效果、延长患者的生命和保证生存质量是相当重要的，这也是中西医并重治疗肿瘤的优越性所在。

7. 辨证论治的实质是强调个体化治疗，包括同病异治和异病同治等。同一种疾病的不同阶段，其症状大相径庭，病理机制当然不同，即使是同一疾病的同一病期，也存在着个体差异、季节差异，在不同的地区、气候条件下，其症状也不尽相同，治疗上应予相应的方药，这就是同病异治。相反，不同疾病，如其症状相似，“证”的属性相同，即具有共同的病理机制，中医治疗的方药当然也类同，这叫异病同治。

8. 中医学认为肿瘤转移与复发的根本原因是机体长瘤的条件依旧存在。但两者又有区别。转移可迁移到远处，累及其他脏器，而复发一般在原发灶周围；转移有一定的规律性，如转移性肝癌，大多来自胰腺或胃肠癌，而中枢神经系统转移灶大多来自肺癌，这与中医五行学说的“反克”传播途径颇吻合。

第二篇　基本知识

头颈肿瘤

一、单项选择题

1. 下列哪种肿瘤因其颈部淋巴结转移率高，按治疗原则在切除病灶时应行同期选择性颈淋巴清扫术？（　　）

A. 舌癌　　B. 腭癌

C. 腺样囊性癌　　D. 唇癌

2. 以下哪种肿瘤外科手术不作为首选方案？（　　）

A. 舌癌　　B. 颊癌

C. 腭部混合瘤　　D. 鼻咽癌

3. 腮腺肿瘤中良性肿瘤的比例为：（　　）

A. 0.6%～1.6%　　B. 1/10 万～3/10 万人

C. 85%左右　　D. 64%

4. 在舌下腺肿瘤中良性肿瘤约占多大比例？（　　）

A. 90%左右　　B. 50%左右

C. 85%左右　　D. 10%左右

5. ^{99}锝核素显像检查可用于下列哪种肿瘤的诊断？（　　）

A. 腮腺混合瘤　　B. Warthin 氏瘤

C. 黏液表皮样癌　　D. 甲状腺癌

6. 临床上发现颈部转移性肿瘤时首选的诊治方案是：（　　）

A. 颈部肿块活检　　B. 颈淋巴清扫

C. 放射治疗　　D. 检查寻找原发灶

7. 临床检查颈部肿块，表面可扪及颈动脉搏动时应考虑：（　　）

A. 颈部转移灶　　B. 甲状舌管囊肿

C. 甲状腺肿瘤　　D. 颈神经鞘瘤

8. 患者因间歇性声嘶就诊，经病理证实为喉癌。应考虑为哪一型的喉癌？（　　）

A. 声门型　　B. 声门上型

C. 声门下型　　D. 混合型

二、填空题

1. 口腔癌的临床表现主要有3种基本类型：________、________、________。
2. 口腔癌颈淋巴结转移率______，晚期可出现______转移。
3. T_1 期舌癌可单纯使用______或______治疗。放射治疗对晚期舌癌主要用于________治疗。
4. 涎腺肿瘤在原则上应首先考虑选用__________方式治疗。
5. 腮腺肿瘤出现____________或____________或________时，应考虑有癌变可能。
6. 低度恶性的腮腺肿瘤在手术方式上应选用______________________________________术式。
7. 来源于颈部淋巴结系统的肿块常表现为____发性包块，来源于颈部非淋巴结系统的肿块常表现为____发性包块。
8. 鼻腔鼻窦内窥镜适用于____________、____________，______________________不宜广泛应用。
9. 鼻腔副鼻窦癌术前放疗剂量为________________。
10. 喉癌分为三型，即____________、____________及________________。
11. ______________已成为喉癌术前诊断中必不可少的检查步骤。
12. 甲状腺峡部及锥体叶的乳头状癌应切除锥体叶及峡部，两侧叶切除部分安全界在____________。

三、判断题

1. 甲状腺核素扫描显示冷结节或凉结节，则考虑为恶性。（　　）
2. 儿童甲状腺癌几乎都是乳头状癌。（　　）

四、问答题

1. 一患者因鼻塞、涕血伴头痛至五官科就诊，追问病史偶有牙痛、面麻，此患者应考虑何种诊断？需与何种疾病鉴别？需行哪些检查助诊？
2. T_1、T_2 期喉癌可考虑哪些治疗手段和外科术式？
3. 针对甲状腺结节的影像学检查有哪些？
4. 细针抽吸细胞学检查在甲状腺结节诊断中应用价值如何？
5. 在原发性甲状腺癌处理中肿瘤局限一侧时应如何手术？
6. 甲状腺癌颈部淋巴结清扫术的适应证是什么？

参考答案

一、单项选择题

1. A　**2.** D　**3.** C　**4.** D　**5.** B　**6.** D　**7.** D　**8.** A

二、填空题

1. 溃疡型　外生型　浸润型

2. 高　全身

3. 放射　手术　术前或术后辅助

4. 手术切除

5. 疼痛　短期内快速生长　面瘫

6. 解剖面神经，将肿瘤连同腮腺浅叶或深叶切除

7. 多　单

8. 鼻腔　副鼻窦良性肿瘤　恶性肿瘤

9. DT(50～60)Gy/(4～8)周

10. 声门上型　声门型　声门下型

11. 纤维或电子喉镜

12. 1.0 cm 以上

三、判断题

1. 错误。应为：甲状腺核素扫描显示“冷结节”或“凉结节”不可即认为是癌。如体检、B超、CT检查均认为是实性肿物，则可考虑为癌。

2. 正确

四、问答题

1. 诊断：上颌窦癌。

鉴别诊断：鼻咽癌。

辅助检查：CT(轴位＋冠状位)或MRI检查。

2. T_1、T_2 期喉癌可考虑根治性放疗或激光治疗，也可考虑部分喉切除。

可根据肿瘤类型和肿瘤侵犯范围选择喉裂开术、水平半喉切除术、垂直半喉切除术及喉水平部分切除＋会厌喉成形术。

3. 甲状腺结节的影像学检查主要有：X线，B超，CT或MRI，核素扫描。

4. 在甲状腺结节诊断中，细针抽吸细胞学检查对大于1 cm结节可获得满意的检查结果，其区分良恶性结节准确率可高达95%，但对滤泡性腺癌不易诊断。

5. 在原发性甲状腺癌处理中肿瘤局限一侧时应做一侧腺叶＋峡部切除，清扫同侧Ⅵ区淋巴结。

6. 甲状腺癌颈部淋巴结清扫术适应证：① 临床检查能触及肿大淋巴结者；② CT 及 B 超提示肿瘤转移或高度怀疑肿瘤转移者；③ 临床检查 N_0 的病例，不主张做预防性颈淋巴清扫。

鼻咽癌

一、单项选择题

1. 鼻咽癌最常见的组织病理类型是：（　　）

A. 高分化鳞癌　　B. 低分化鳞癌

C. 腺癌　　D. 未分化癌

2. 鼻咽癌采用光子(X、γ 线)外照射，在颈脊髓剂量达到多大时应缩野避开脊髓？（　　）

A. 30～35 Gy　　B. 36～40 Gy

C. 41～45 Gy　　D. 46～50 Gy

3. 鼻咽癌放疗结束后的随访频率为：（　　）

A. 第 1 年：每 2 个月随访一次

B. 第 2 年：每 3 个月随访一次

C. 第 3 年：每 4 个月随访一次

D. 第 4 年：每 5 个月随访一次

4. 1992 年的鼻咽癌福州分期中，T_3 的含义为：（　　）

A. 茎突前间隙、软腭、颈椎前软组织受侵犯

B. 浸润至鼻腔、口咽

C. 鼻窦、眼眶、颞下窝受侵犯

D. 颅底、翼突区、翼腭窝、海绵窦受侵犯

二、多项选择题

鼻咽癌常见的症状和体征是：（　　）

A. 鼻塞、鼻出血、听力下降、颈部肿块、头痛

B. 鼻塞、耳鸣、头痛、颅神经受侵犯、声嘶

C. 回吸性涕血、耳鸣、听力下降、头痛、颅神经受侵犯

D. 回吸性涕血、发热、头痛、颈部肿块、颅神经受侵犯

E. 听力下降、颈部肿块、头痛、颅神经受侵犯、声嘶

三、填空题

1. 鼻咽癌发病率居头颈部恶性肿瘤__________。具有________、________和__________等流行病学特点。常见的致病因素包括__________、__________、__________等。

2. 鼻咽癌淋巴引流主要有两种途径：从鼻咽到__________，到__________；也可以直接从鼻咽淋巴管回流入__________和__________。

3. 面颈联合野是鼻咽癌常规外照射的主野，该野能涵盖__________、__________、__________、__________、__________和__________。

四、问答题

1. 试述鼻咽癌首选放射治疗的原因。
2. 试述鼻咽癌调强放疗的优点。
3. 试述鼻咽癌常规外照射时原发灶的治疗方法（包括照射野的选用，改野过程和照射剂量）。
4. 鼻咽癌放射治疗可能发生哪些并发症？

参考答案

一、单项选择题

1. B　**2.** B　**3.** B　**4.** D

二、多项选择题

AC

三、填空题

1. 第一位　地区聚集性　种族易感性　家族聚集现象　EB病毒感染　化学致癌因素　遗传因素

2. 咽后外淋巴结　颈深上淋巴结　颈深淋巴结　副神经淋巴结链

3. 鼻咽腔　咽旁间隙　鼻腔后1/2～1/3部位　口咽　颅底骨　颈深上组淋巴结

四、问答题

1. (1) 解剖上鼻咽位于头颅中央，毗邻重要的血管、神经、颅脑、颅颌面骨骼，给充分的外科暴露造成困难。对原发病灶及颈部转移病灶即使行手术清除，仍可能有癌细胞残留。

(2) 鼻咽癌多为低分化鳞癌，对放射线较敏感。

(3) 鼻咽癌常合并颅骨破坏和颅神经受累，手术不易不容彻底清除肿瘤细胞，可能促使癌细胞转移。

2. 鼻咽癌调强放疗的优点：

(1) 高剂量靶区与肿瘤的立体形状适形度高。

(2) 靶区内诸点的剂量可调节。

(3) 可以尽可能地保护正常组织。

(4) 可提高肿瘤控制率和患者生存率，提高患者生活质量。

3. 鼻咽癌常规外照射时原发灶的治疗方法是：

(1) 原发灶的布野一般先选面颈联合野。

(2) 在颈段脊髓剂量达 36～40 Gy 时，改用小面颈联合野或耳前野，同时配用耳后电子线野；至 56～60 Gy 时，再酌情修改照射野至根治剂量(66～76)Gy/(6.5～7.5)周。

(3) 对部分早期病例或浅表残存病灶可应用^{192}铱(^{192}Ir)高剂量率近距离后装补量治疗。

(4) 放疗后残留肿瘤可以用后装治疗推量或者放射性粒子植入。

4. 鼻咽癌放射治疗可能发生的放射并发症有：① 黏膜炎；② 皮肤、软组织肿及纤维化；③ 唾液腺损伤；④ 角膜炎及溃疡；⑤ 垂体功能损伤；⑥ 放射性骨坏死；⑦ 放射性脑、脊髓损伤；⑧ 周围神经放射性损伤；⑨ 甲状腺功能低下。

颅内肿瘤

一、单项选择题

1. 以下哪组是儿童及少年的颅内常见肿瘤？（　）
   A. 髓母细胞瘤、颅咽管瘤和松果体区肿瘤
   B. 星形细胞瘤、垂体瘤和血管网状细胞瘤
   C. 胶质瘤、脑膜瘤和垂体瘤
   D. 髓母细胞瘤和胶质瘤
2. 婴幼儿颅内肿瘤患者由于中枢神经系统发育尚未完全，应延迟放射治疗到什么年龄以后进行？（　）
   A. 3 岁　　B. 2 岁
   C. 5 岁　　D. 7 岁
3. 45 岁女性患者，渐感视力下降，记忆力减退，头晕头痛 2 年。体检左额局部骨性隆起 2 cm^2，无压痛，双侧视盘境界不清，静脉增粗，色略苍白。视力双侧 0.6，视野正常。未查及其他神经系统定位体征。头颅 CT 平扫见左侧额部颅骨内板下界限清楚的等密度类圆形病灶，直径 4.5 cm，局部颅骨受侵隆起，灶周水肿明显，中线结构左偏。
   (1) 以下诊断正确的是：（　）
   A. 该病患最可能的诊断是脑膜瘤，下一步应做头颅 MRI 检查
   B. 该病患最可能的诊断是胶质瘤，下一步应做头颅 MRI 检查
   C. 该病患最可能的诊断是脑膜瘤，下一步应做头颅平片检查
   D. 该病患最可能的诊断是颅骨骨瘤，下一步应做头颅 MRI 检查
   (2) 该患者的症状是典型的（　）
   A. 全脑功能衰退症状　　B. 慢性高血压症状
   C. 慢性颅高压症状　　D. 局部脑压迫症状
   (3) 治疗方法主要是：（　）
   A. 手术切除辅以放疗　　B. 根治性手术切除
   C. 局部放疗　　D. 立体定向放射外科治疗

二、填空题

1. 常见的神经上皮来源肿瘤为__________、__________、__________、__________、__________和__________。
2. 颅内肿瘤具有许多特异性、局灶性症状和体征，可分为两种类型：刺激性

症状,如______和______;麻痹性症状,即正常组织受到挤压和破坏而导致的功能丧失,如________、________和______等。

三、问答题

1. 简述颅内肿瘤引起的颅高压症状。
2. 简述颅内肿瘤主要的对症药物治疗。

参考答案

一、单项选择题

1. A　**2.** A　**3.** (1) A　(2) C　(3) B

二、填空题

1. 星形细胞瘤　间变型星形细胞瘤　胶母细胞瘤　少枝胶质细胞瘤　室管膜瘤　髓母细胞瘤

2. 癫痫　疼痛　偏瘫　失语　感觉障碍

三、问答题

1. 颅内肿瘤引起的颅高压主要表现为头痛、呕吐和视盘水肿三大主症。还可出现视力减退、黑蒙、复视、头晕、猝倒、淡漠、意识障碍、脉搏徐缓和血压升高,症状常进行性加重。

2. 颅内肿瘤主要的对症药物治疗包括肿瘤综合治疗前后的降低颅内压、控制癫痫发作等治疗。目前常用的脱水剂有20%甘露醇、10%甘油果糖、呋塞米、20%(或25%)人血白蛋白等。对肿瘤患者,在甘露醇或甘油果糖中加入激素(如地塞米松)可使降压作用加强。对于有癫痫发作的患者应采用抗癫痫药物,定期作抗癫痫药物的血浓度测定,并留意其副作用。对鞍区肿瘤有激素水平低下的患者应采用激素替代疗法。术后怀疑可能有血管痉挛的患者,宜及早使用扩血管药物,如尼莫地平。

肺 癌

一、单项选择题

1. 下列关于肺癌的论述中,哪一项比较恰当? ( )
A. 肺癌中以鳞状细胞癌最为常见
B. 起始于肺叶支气管以下的肺癌称为中央型肺癌
C. 腺鳞癌发生率最低,但在各型肺癌中预后最差
D. 未分化癌中大细胞癌最常见,一般属周围型肺癌

2. 以下哪项是肺癌诊断中较为可靠的依据? ( )
A. 痰中找到癌细胞 B. 胸片有肿块阴影
C. 大量胸腔积液 D. 造影示支气管狭窄

3. 下述哪一项 X 线表现可提示为肺癌? ( )
A. 多房性空洞
B. 圆形薄壁空洞,并有液平面
C. 上叶空洞,空洞周围有纤维化病变
D. 厚壁偏心性空洞,内壁不平

4. 男,70 岁,吸烟 40 年。因咳嗽,反复肺部感染,于门诊抗感染治疗近 1 年,复查胸部 X 线,发现右上叶近肺门部有 4 cm×5 cm 形态不规则,边缘不整齐的块影。为进一步确诊,首选的较为可靠的检查方法是: ( )
A. 经胸壁穿刺活检 B. 痰细胞学检查
C. 支气管镜检 D. 开胸探查

5. 男,63 岁,咳嗽,血痰 1 个月,近 2 周来呼吸困难,否认肺结核史,半年前体检胸部 X 线摄片示无明显异常。查体:气管左移,左胸廓下陷,叩实,可闻管状呼吸音,心界左移。X 线:左胸均匀致密影,胃泡影上移。最先考虑的诊断应该是: ( )
A. 肺结核 B. 左侧气胸
C. 肺脓肿 D. 肺癌

6. 男性,60 岁,因咳嗽、痰中带血 2 个月就诊。胸部 CT 示右上叶近胸壁处有一 6 cm×6 cm 块状影,形态不规则,边缘毛刺。为进一步确诊,首选的检查方法是: ( )
A. 支气管镜检查 B. 胸腔镜检查
C. 痰细胞学检查 D. 经胸壁穿刺活检

7. 共用题干：

A. 鳞癌　　B. 腺癌　　C. 肺泡细胞癌

D. 小细胞肺癌　　E. 大细胞癌

(1) 肺癌中最常见的是：（　）

(2) 肺癌中预后最差的是：（　）

二、填空题

1. 肺癌病灶表面受损或肿瘤发生溃疡引起血管破裂，通常临床表现为__________、__________。

2. 根据细胞起源和分化特征，肺癌可分为____________________、____________________、____________________3 种类型。

3. 肺癌的 TNM 分期中，T_1 的含义为：① 肿瘤最大直径______，周围以肺脏或脏层胸膜所包绕；② 在纤支镜镜检时，病变范围的近端未侵犯到______。

4. 肺癌的 TNM 分期中，T_X 的含义为：① ________________；② 从支气管肺分泌物中____________，但 X 线胸片和支气管镜中____________。

5. 肺癌的 TNM 分期中，N_2 的含义为：转移到同侧____________________。

三、判断题

1. 小细胞肺癌的局限期是指肿瘤局限于一侧胸腔，但不包括锁骨上或前斜角肌淋巴结转移和同侧胸腔积液。（　）

2. Ⅰ期和Ⅱ期肺癌的治疗主要依靠手术切除。（　）

3. 对肺癌患者，KPs＜60 或 PS＞2 是化疗禁忌证。（　）

四、问答题

1. 肺癌的危险因素有哪些？

2. 简述肺癌化疗的禁忌证。

3. 试述肺癌根治术后常见并发症及处理原则。

4. 试述非小细胞肺癌术后放射治疗指征。

参考答案

一、单项选择题

1. A　**2.** A　**3.** D　**4.** C　**5.** D　**6.** D　**7.** (1) A　(2) D

二、填空题

1. 血痰　咯血

2. 来自基底细胞及(或)小黏液颗粒 Flit 细胞的鳞状细胞癌或腺癌　来自神经内分泌细胞的类癌、小细胞癌等　来自 Clara 细胞及Ⅱ型肺泡上皮的细支气管肺泡癌

3. ≤3 cm　叶支气管

4. 原发肿瘤不能评价　找到恶性细胞　不能发现病灶

5. 纵隔淋巴结和(或)隆突下淋巴结

三、判断题

1. 错误。应为：小细胞肺癌的局限期是指肿瘤局限于一侧胸腔，包括有锁骨上或前斜角肌淋巴结转移和同侧胸腔积液者。

2. 正确

3. 正确

四、问答题

1. 引起肺癌的原因迄今尚未完全明确，一般认为肺癌发病与下列因素有关：吸烟、大气污染、职业致癌因子、电离辐射、饮食与营养、遗传因素、病毒感染等。

2. 对肺癌患者，下列情形不宜化疗或应慎行化疗：

(1) KPs<60 或 PS>2 的肺癌患者不宜进行化疗。

(2) 白细胞$<3.0\times10^9$/L，血小板$<8.0\times10^9$/L，红细胞$<2.0\times10^{12}$/L 的肺癌患者不宜进行化疗。

(3) 肺癌患者伴有心、肝、肾功能严重障碍或有严重并发症和感染发热及出血倾向者不宜化疗。

(4) 在化疗中如出现以下情况应考虑减药、停药或换药：

① 治疗 2 个周期后病变仍进展，或在化疗周期的休息期中再度恶化者。

② 化疗不良反应达 4 级，对患者生命有明显威胁时。

③ 出现严重的并发症。

3. 肺癌根治术后常见并发症及处理原则如下：

(1) 胸内出血：表现为胸腔闭式引流液引流出的血性胸液增多。每小时超过 200 ml，经补液、输血等抗休克措施不见好转，应及时再次剖胸，彻底止血。

(2) 肺部并发症：是肺癌剖胸术后最常见的并发症，包括肺水肿、肺不张、肺部感染和呼吸衰竭。应根据病因正确处理。

（3）心律失常：是肺切除术后常见的并发症，绝大多数发生在术后第1周，高峰期为术后48小时。在肺切除术后应常规进行心电监测，及时发现并针对心律失常的类型及可能的原因正确处理。

（4）肺切除术后脓胸：多发生在术后5～7天，病人有高热、胸闷或气急、白细胞明显增高。胸腔闭式引流液由清亮逐渐变为混浊，胸部X线检查有胸腔积液表现。一经明确诊断，即应加强抗感染治疗，保持胸腔闭式引流通畅。

（5）支气管胸膜瘘：多发生在术后7～10天。患者术后体温持续升高，白细胞明显增多，患者忽然气促、呼吸困难、咳嗽剧烈、咳出大量血痰或胸腔内液体。胸部X线检查确诊后，应立即行胸腔闭式引流，加强抗感染治疗及营养支持治疗。若保守治疗无效，可再次手术，行支气管胸膜瘘修补术。

4. 非小细胞肺癌术后放射治疗指征如下：

（1）手术中有临床肿瘤残留。

（2）手术标本切缘肿瘤阳性。

（3）手术中没有作淋巴结清扫。

（4）手术标本病理学检查显示有肺门淋巴结转移（N_1）和（或）纵隔淋巴结转移（N_2），特别是肿瘤已穿破淋巴结包膜进入周围组织及多站淋巴结转移。

（5）手术医师不能肯定肿瘤是否切净，局部复发可能性大。因肿瘤无法手术切除的$Ⅲ_a$期和$Ⅲ_b$期NSCLC。

食管癌

一、单项选择题

1. 患者女性，50岁，因进行性吞咽困难2个月入院，诊断为食管癌，行食管癌根治术，切开食管见肿块突出于腔内。此食管癌大体临床分型可能是：（　）

A. 巨食型　　B. 髓质型

C. 缩窄型　　D. 蕈伞型

2. 下列哪种情况不是食管癌的特征：（　）

A. 最常发生于食管中段　　B. 肿瘤可呈多点起源发生

C. 细胞类型以鳞癌多见　　D. 食管中段癌预后最佳

3. 上段食道癌首选治疗方案是：（　）

A. 食管腔内放射治疗　　B. 食管癌切除，食管胃吻合术

C. 化学治疗　　D. 化学治疗加放射治疗

4. 下列哪项不作为食管癌手术的禁忌证？（　）

A. 声音嘶哑　　B. 食管严重狭窄

C. 持续性胸背痛　　D. 锁骨上淋巴结转移

5. 食管癌的转移主要是：（　）

A. 血行转移　　B. 胸膜转移

C. 肝脏转移　　D. 淋巴结转移

6. 食管癌手术切除率最高的是：（　）

A. 颈段食管癌　　B. 胸下段食管癌

C. 胸上段食管癌　　D. 胸中段食管癌

二、填空题

1. 成人的食管长度，男性为______，女性为______，约为身高的______。

2. 食管壁具有________、________、________、________四层。

三、判断题

1. 食管癌的早期症状主要为进食时梗阻感。（　）

2. 食管镜检查是诊断食管癌比较可靠的方法。（　）

四、问答题

1. 简述食管癌中期症状。
2. 简述食管癌手术禁忌证。
3. 简述食管癌术后常见并发症。
4. 简述食管癌放射治疗适应证。

参考答案

一、单项选择题

1. D　**2.** D　**3.** B　**4.** B　**5.** D　**6.** B

二、填空题

1. 25～30 cm　23～28 cm　15％

2. 黏膜层　黏膜下层　肌层　纤维膜外膜

三、判断题

1. 错误。应为:食管癌的早期症状主要为进食时胸骨后不适、烧灼感或疼痛。

2. 正确

四、问答题

1. 食管癌中期症状有:

(1) 吞咽困难和梗阻。

(2) 胸背疼痛。

(3) 出血。

(4) 声音嘶哑。

(5) 体重减轻。

2. 食管癌手术禁忌证有:

(1) 根据术前检查,肿瘤已有明显外侵,有穿孔、气管食管瘘征象或有远处转移者。

(2) 病人有严重的心、肺、肾功能不全,不能耐受手术者。

(3) 病人处于恶病质状态。

3. 食管癌术后常见并发症有:

（1）吻合口瘘。

（2）胃出血。

（3）乳糜胸。

（4）脓胸。

4. 食管癌放射治疗适应证：

（1）根治性放疗：病人一般情况中等以上；病灶长度一般不超过 8 cm；无严重食管梗阻，能进半流质饮食；无锁骨上淋巴结转移，无声音嘶哑，无远处转移；无穿孔前 X 线征象；无显著胸背疼痛。

（2）姑息性放疗：用于不适合根治性放疗的病人，治疗目的是减轻病人的痛苦，改善生活质量，延长生命。

（3）腔内近距离后装放射治疗：主要应用于病灶浸润不深或根治性放疗后局部复发病人，治疗应与外照射配合进行。

贲门癌

一、单项选择题

患者男性，20岁，吞咽不畅，胸骨后沉重不适，症状时轻时重，偶有呕吐，呕吐物为潴留食物。有类似病史2年，用药后症状有一定程度缓解。食管钡餐提示食管下端鸟嘴样狭窄。该病人可能的诊断是：（ ）

A. 食管癌　　B. 食管良性肿瘤

C. 贲门失迟缓症　　D. 食管炎

二、填空题

晚期贲门癌常有________、________、________、________等表现。

三、判断题

1. 贲门部平滑肌瘤为少见的贲门部良性肿瘤。（ ）

2. 贲门痉挛病程一般较长，且症状进展缓慢，可有间歇性加重而出现吞咽困难。（ ）

四、问答题

1. 简述贲门痉挛的X线造影表现。

2. 何谓贲门癌？

3. 贲门癌应与哪些疾病进行鉴别诊断？

参考答案

一、单项选择题

C

二、填空题

贫血　水肿　全身衰竭　恶病质

三、判断题

1. 错误。应为：贲门部平滑肌瘤为最常见的贲门部良性肿瘤。

2. 正确

四、问答题

1. 贲门痉挛的X线造影可见食管高度扩张，蠕动微弱，贲门处钡剂通过缓慢，狭窄部分边缘平滑，呈漏斗状或鸟嘴状。

2. 贲门癌是指原发于或主要占据食管胃黏膜交界线约2 cm范围内的恶性肿瘤。

3. 贲门癌应与以下疾病进行鉴别诊断：贲门痉挛（贲门失弛缓症）、食管炎、贲门部平滑肌瘤、食管裂孔疝。

乳腺癌

一、名词解释

1. 免疫组化中的 ER

2. Paget 病

二、单项选择题

1. 乳腺癌最常见的临床表现是： （　　）

A. 肿块　　B. 溢液

C. 疼痛　　D. 以上都不是

2. 患者女性，45 岁，右乳癌，肿块 2.5 cm×5.0 cm，腋下淋巴结未触及，无远处转移。该患者临床分期为： （　　）

A. Ⅰ　　B. $Ⅱ_A$

C. $Ⅱ_B$　　D. $Ⅲ_A$

3. 患者女，65 岁。右乳癌手术化疗后，ER(＋)、PR(－)、cerbB-2(＋)。不可选用下列哪种药物治疗： （　　）

A. 瑞宁得　　B. 三苯氧胺

C. 诺雷德　　D. 氟隆

4. 女性，32 岁，1 年前发现左乳头溢液，呈酱红色。2 个月前发现左乳晕旁肿块，无畏寒、发热，偶有疼痛。

(1) 目前最有诊断价值的检查是： （　　）

A. 双乳钼靶摄片　　B. 乳导管镜检查

C. 乳头溢液细胞学检查　　D. 细针穿刺细胞学检查

(2) 最可能的诊断是： （　　）

A. 左乳腺腺叶增生　　B. 左乳脓肿

C. 左乳囊肿　　D. 左乳导管内肿瘤

(3) 目前较宜采用的治疗方案是： （　　）

A. 单纯左乳切除

B. 抗感染治疗 1 周后再复查

C. 左乳肿块切除＋术中快速病理检查

D. 左乳癌改良根治术

5. 女性，68 岁，1 年前行右乳癌改良根治术。病理：右乳浸润性导管癌，右腋下 4/15 淋巴结转移。术后行常规化疗及放疗。现右上肢肿胀，无畏寒、

发热，晨起症状缓解。右上肢肿胀最可能的诊断是：（ ）

A. 右腋静脉误伤　　B. 右上肢淋巴肿

C. 静脉血栓或癌栓形成　　D. 放射性肺炎

6. 共用题干：

A. TAM　　B. CAF

C. mammotome　　D. letrozole

（1）用于绝经前乳腺癌内分泌治疗的是：（ ）

（2）用于乳腺癌诊断的是：（ ）

（3）只用于绝经后乳腺癌内分泌治疗的是：（ ）

（4）用于新辅助化疗的是：（ ）

三、多项选择题

以下哪些是乳癌相关因素？（ ）

A. 家族史　　B. 乳腺增生

C. 有一侧乳腺癌病史　　D. 有大量或长期放射线接触史

E. 无哺乳史

四、问答题

1. 简述乳腺癌的治疗原则。

2. 目前前哨淋巴结显影的方法有哪些？

3. 保乳手术的适应证有哪些？

参考答案

一、名词解释

1. ER：雌激素受体。

2. Paget 病：又称乳头湿疹样癌，表现为乳头糜烂、结痂等湿疹样改变。

二、单项选择题

1. A　**2.** B　**3.** C　**4.** (1) B　(2) D　(3) C　**5.** B

6. (1) A　(2) C　(3) D　(4) B

三、多项选择题

ABCDE

四、问答题

1. 乳腺癌总的治疗原则是系统性安排，个体化实施，外科手术、化疗、放疗、内分泌治疗及其他有关治疗相结合。

2. 前哨淋巴结显影的方法有：生物染料定位法、同位素示踪剂法、联合检测法。

3. 进行保乳手术应符合以下条件：

（1）单发病灶。

（2）肿块直径≤3 cm。

（3）距离乳头乳晕 2 cm 以上的周围型病灶。

（4）有放射治疗条件。

（5）患者自愿。

胃 癌

一、单项选择题

1. 胃癌根治术必须符合以下哪些标准？ （ ）
A. 无远处转移
B. 切端无癌残留，无转移淋巴结残留
C. 整块切除胃、淋巴结及受侵脏器和组织
D. 以上都是

2. 胃癌根治术必须遵循以下哪些原则？ （ ）
A. 足够的胃切除范围
B. 彻底的淋巴结清扫
C. 原发病灶及受侵脏器的整块切除
D. 以上都是

3. 胃癌定性诊断方法是什么？ （ ）
A. 纤维胃镜检查　　B. 钡餐检查
C. CT　　D. MRI

4. 胃癌治疗的原则是什么？ （ ）
A. 手术治疗　　B. 化学治疗
C. 放射治疗　　D. 以手术为主的综合治疗

5. 以下哪些不是新辅助化疗的适应证？ （ ）
A. Ⅲ、Ⅳ期病人　　B. 全身广泛转移
C. 恶性程度高　　D. 外侵明显，估计切除困难

二、填空题

根据《日本胃癌处理规约》规定，不论肿瘤的_______，不管有无________转移，凡肿瘤局限于________及________者均为早期胃癌。

三、问答题

1. 简述 Borrmann 分型。
2. 简述术后辅助化疗的适应证。
3. 试述新辅助化疗的目的及意义。

参考答案

一、单项选择题

1. D　**2.** D　**3.** A　**4.** D　**5.** B

二、填空题

大小　淋巴结　黏膜内　黏膜下层

三、问答题

1. Borrmann 分型是进展期胃癌的大体分型，反映胃癌的基本生物学行为，可作为确定胃癌手术切缘距离的参考，对胃癌的预后判断有一定意义。依据大体形态，分为 4 型：Borrmann Ⅰ 型为隆起型；Borrmann Ⅱ 型为局限溃疡型；Borrmann Ⅲ 型为浸润溃疡型；Borrmann Ⅳ 型为弥漫浸润型，也称“皮革胃”。

2. 术后辅助化疗的适应证：

(1) 病理类型恶性程度高者。

(2) 脉管癌栓或伴淋巴结转移。

(3) 浅表扩散型，面积 $>5\ cm^2$。

(4) 多发性病灶。

(5) 年龄 40 岁以下。

(6) 进展期胃癌。

3. 新辅助化疗的目的及意义：

(1) 最大限度地杀灭癌细胞，使肿瘤体积缩小，临床期别降低，增加手术切除或根治性切除的机会。

(2) 杀灭手术野以外的亚临床病灶，预防手术操作可能引起的肿瘤播散。

(3) 获得肿瘤体内药敏资料，为术后选择辅助化疗方案提供依据。

(4) 使化疗期间肿瘤进展的病人免于不必要的剖腹探查。

(5) 肿瘤对新辅助化疗的反应可作为判断病人预后的指标。

大肠癌

一、单项选择题

1. 大肠癌的好发部位是：（　　）

A. 升结肠　　B. 横结肠

C. 降结肠　　D. 直肠

2. 有可能发生癌变的肠道疾病是：（　　）

A. 十二指肠溃疡　　B. 肠结核溃疡

C. 慢性阿米巴痢疾　　D. 慢性肠血吸虫病

3. 男性，50 岁，半年来反复出现腹泻，粪便呈糊样，时有腹泻和便秘交替。检查：轻度贫血貌，右下腹可扪及肿块，胃肠 X 线检查示回盲部钡剂充盈缺损。可以排除的疾病是：（　　）

A. 结肠癌　　B. Crohn 病

C. 血吸虫病肉芽肿　　D. 慢性溃疡性结肠炎

4. 男性，50 岁，脓血便半年余，直肠镜发现距肛门 11 cm 处直肠前壁有一分叶状息肉，病理证实息肉恶变。手术治疗最适宜的术式是：（　　）

A. 经腹切除病变，直肠、乙状结肠端端吻合术

B. 经腹会阴联合根治术

C. 经腹肛管拉出切除术

D. 乙状结肠造瘘术

5. **共用题干：**

A. 腹会阴联合切口直肠根治术(Miles)

B. 经腹低位直肠癌根治术(Dixon)

C. 放射治疗

D. 化学药物治疗

E. 肿瘤局部切除

(1) 距肛门 12 cm 处的直肠癌，治疗宜采用的治疗方案为：（　　）

(2) 距肛门 4 cm 处的直肠癌，治疗宜采用的治疗方案为：（　　）

二、多项选择题

结肠癌早期临床表现主要有：（　　）

A. 排便习惯改变

B. 粪便性状改变

C. 不确定位的腹部持续性隐痛
D. 肠梗阻症状
E. 以上都不是

三、填空题

大肠癌的病理大体分型有______、______、______和______。

四、问答题

1. 何谓直肠腺鳞癌?
2. 何谓直肠刺激症状?
3. 试述右半结肠癌的临床表现。
4. 试述腹会阴联合直肠癌切除术(Miles 术)的适用原则和切除范围。

参考答案

一、单项选择题

1. D　**2.** D　**3.** D　**4.** A　**5.** (1) B (2) A

二、多项选择题

ABC

三、填空题

隆起型　溃疡型　浸润型　胶样型

四、问答题

1. 直肠腺鳞癌又称腺棘细胞癌,肿瘤由腺癌细胞和鳞癌细胞构成。其分化程度多为中度至低度。腺鳞癌和鳞癌主要见于直肠下段和肛管,较少见。

2. 直肠刺激症状是指便意频繁,排便习惯改变,便前有肛门下坠感,伴里急后重,便后有排便不净感,晚期有下腹痛。

3. 右半结肠癌的临床表现:

(1) 腹痛:约有 70%~80%病人出现腹痛,多为隐痛。

(2) 贫血:因肿瘤坏死、脱落、慢性失血而引起,约有 50%~60%的病人血红蛋白低于 100 g/L。

(3) 腹部肿块:是常见症状。

4. 腹会阴联合直肠癌切除术(Miles 术)原则上适用于腹膜返折以下的直肠癌。

切除范围包括乙状结肠远端、全部直肠、肠系膜下动脉及其区域淋巴结、全直肠系膜、肛提肌、坐骨直肠窝内脂肪、肛管及肛门周围约 5 cm 直径的皮肤、皮下组织及全部肛管括约肌,于左下腹部作永久性结肠造口。

肝　癌

一、单项选择题

1. 属于原发性肝癌致病因素的有：（　　）

A. 肝炎病毒　　B. 黄曲霉毒素

C. 肝硬化　　D. 以上都是

2. 以下哪一项描述不正确：（　　）

A. 肝脏是人体最大的实质性脏器

B. 肝脏是消化系统器官

C. 门静脉入肝血流量为 2 000 ml/min

D. 解剖上肝脏有 3 个肝门

3. 以下哪一项不是肝癌肝移植适应证？（　　）

A. 肿瘤直径小于 3 cm　　B. 门静脉主干癌栓

C. 病灶数目小于 3 个　　D. 严重肝硬化

4. 以下哪种转移性肝癌可考虑手术切除：（　　）

A. 大肠癌　　B. 胆囊癌

C. 胰腺癌　　D. 胃癌

二、多项选择题

1. 以下哪些是肝脏无创性检查方法？（　　）

A. B 超　　B. CT

C. MRI　　D. DSA

E. 腹腔镜

2. 共用题干：

A. 肝海绵状血管瘤　　B. 转移性肝癌

C. 肝腺瘤　　D. 原发性肝癌

（1）以上不常合并肝硬化的有：（　　）

（2）以上可伴有甲胎蛋白升高的有：（　　）

3. 肝功能 Child-Pugh 分级标准有下列哪几项？（　　）

A. 白蛋白　　B. 谷酰转肽酶

C. 腹水　　D. 胆红素

E. 中枢神经系统

三、填空题

肝切除方式有________和________两种。

四、判断题

1. 转移性肝癌的转移途径主要有经门脉转移、经肝动脉转移、经淋巴转移和直接蔓延 4 种方式。 (　)
2. 原发性肝癌的癌旁表现有低血糖、红细胞增多症、高血钙和低蛋白症。 (　)

五、问答题

1. 试述原发性肝癌除外科切除外的其他治疗。
2. 简述转移性肝癌的治疗原则。
3. 简述原发性肝癌的诊断标准。

参考答案

一、单项选择题

1. D　**2.** C　**3.** B　**4.** A

二、多项选择题

1. ABC　**2.** (1) ABC　(2) BD　**3.** ACDE

三、填空题

规则性　非规则性

四、判断题

1. 正确

2. 错误。改为:原发性肝癌的癌旁表现主要有低血糖、红细胞增多症、高血钙和高胆固醇血症。

五、问答题

1. 原发性肝癌除外科切除外,其他治疗有:经皮肝动脉栓塞化疗(TACE)、B 超引导经皮无水乙醇注射(PEI)、射频、微波、免疫和基因治疗、化学药物治疗、中医中药治疗等。

2. 转移性肝癌的治疗原则是积极地争取进行外科手术治疗。其手术适应证主要有：

(1) 单发病灶或病灶数目不多于3个，且局限于一段或一叶内。

(2) 局部原发灶已得到根治性治疗或已控制一段时间无复发者。

(3) 无肝外其他器官转移(如有肝外一个脏器，如肺的孤立病灶，可同时切除)。

大肠癌肝转移应积极同时或延时手术切除。即使切除后再发生肝转移，只要局部病灶可切除，仍建议手术切除，可望获得较好疗效。而胃癌、胰腺癌、胆囊癌的肝转移因其大多为多发，一般不考虑手术切除。

3. 原发性肝癌的诊断标准：

(1) 病理诊断：肝内、肝外组织学证实为原发性肝癌。

(2) 临床诊断：① AFP＞400 ng/ml，能排除妊娠、活动性肝病、生殖腺胚胎源性恶性肿瘤及转移性肝癌，并有影像学证实肝脏有实质性占位病变。② AFP≤400 ng/ml，能排除转移性肝癌，并有两种以上影像学检查具有肝癌特征性占位性病变，或者有两种以上肝癌标记物(ATP异质体、异常凝血酶原、AFU、γ-GTⅡ等)阳性及一种影像学检查发现具有肝癌特征性占位性病变者。

胰腺癌与壶腹周围癌

一、单项选择题

1. 胰腺癌以下列哪种组织类型最多见？（　　）

A. 腺泡细胞癌　　B. 导管细胞癌

C. 胰岛细胞癌　　D. 未分化癌

2. 男，60 岁，上腹不适，食欲不振 2 个月。2 周前出现黄疸并进行性加深，伴低热。血胆红素 171 μmol/L，尿胆红素阳性。B 超示肝内外胆管扩张，胆囊 12 cm×4 cm×4 cm，张力高。可能性最大的诊断是：（　　）

A. 胆汁淤积　　B. 胆总管结石

C. 肝门胆管癌　　D. 胰头癌

3. 男，60 岁，2 周来上腹隐痛，食欲不振，消瘦，乏力，全身黄染，尿色深。查体：皮肤黄染，有抓痕，腹平软，右上腹可触及包块，边缘不清，有压痛。尿胆红素（＋＋＋），钡餐示胃排空延迟，十二指肠曲扩大。初步诊断为胰头癌。

(1) 该病的主要症状是：（　　）

A. 消瘦、乏力、体重减轻　　B. 消化不良、厌食

C. 腹痛、腹部不适　　D. 进行性黄疸、瘙痒

(2) 该病影像学检查首选：（　　）

A. B 超　　B. PTC

C. DSA　　D. CT

4. 共用题干：

A. 胰头癌　B. 胆囊癌　C. 胰腺囊肿　D. 壶腹癌　E. 胰岛细胞癌

(1) 黄疸伴大便隐血阳性的是：（　　）

(2) 黄疸进行性加深的是：（　　）

二、填空题

1. ________与________是胰腺癌最常见的首发症状，高达 61%；________和________是胰腺癌常见的表现；________是胰头癌的突出表现，发生率超过 90%。

2. 胰腺癌实验室检查中相关的肿瘤抗原有____________________、____________________及____________________，价值较高的是____________________。

三、问答题

1. 简述胰腺癌的国内临床分期。

2. 简述胰腺癌的外科治疗原则及常用的五种手术方式。

参考答案

一、单项选择题

1. B　**2.** D　**3.** (1) D　(2) A　**4.** (1) D　(2) A

二、填空题

1. 上腹不适　隐痛　食欲减退　消瘦　梗阻性黄疸

2. 癌胚抗原(CEA)　糖链抗原(CA-199)　胰腺癌胚抗原(POA)　CA-199

三、问答题

1. 胰腺癌的国内临床分期标准为：

分期	T(肿瘤大小)	S(胰腺被膜浸润)	N(淋巴结转移)
Ⅰ	$T_1 \leqslant 2$ cm	S_0	N_0
Ⅱ	$T_2 \leqslant 4$ cm	S_1	N_0
Ⅲ	$T_3 > 4$ cm	S_2	N_1
Ⅳ	$T_4 > 4$ cm	S_3	N_2

2. 胰腺癌手术治疗原则：① T_1 期、T_2 期胰腺癌可作根治性手术切除。② T_3 期胰腺癌无法根治切除；T_3 期胰尾癌若仅有脾动脉侵犯，尚有可能切除。③ 不能切除的胰腺癌伴有胆道或肠道梗阻，如全身情况允许，可作胆-肠吻合与胃-肠吻合术。

常用手术方式有：① 胰十二指肠切除；② 全胰切除；③ 胰头癌扩大切除；④ 胰体尾癌切除；⑤ 姑息性手术。不同的手术方式须根据病人的不同情况选择实施。

胆道恶性肿瘤

一、单项选择题

1. 胆囊癌在组织学上最多见的是下列哪种类型？　(　　)

A. 未分化癌　　B. 腺鳞癌

C. 腺癌　　D. 鳞癌

2. 下列哪一项是胆管癌的主要症状？　(　　)

A. 上腹胀痛　　B. 发热

C. 进行性梗阻型黄疸　　D. 黑便

3. Klatskin 瘤是指下列哪一种肿瘤？　(　　)

A. 胆囊癌　　B. 肝门部胆管癌

C. 胰头癌　　D. 十二指肠癌

4. 肝门部胆管癌，肿瘤已侵犯右肝管而未侵犯左肝管，是哪一型？　(　　)

A. Ⅰ型　　B. Ⅱ型

C. Ⅲ型　　D. Ⅳ型

二、填空题

1. 原发性胆管癌主要指__________、__________、__________的原发性恶性肿瘤。

2. 胆囊三角(Calot triangle)是由________、________和________围成的三角区。胆囊动脉、肝右动脉、胆囊淋巴结及副肝动脉在此经过。

三、判断题

1. 胆囊癌早期无明显的症状和体征，不易引起重视；晚期病人可出现黄疸、幽门梗阻症状。　(　　)

2. 癌组织侵犯胆囊壁全层而无淋巴结转移的胆囊癌患者，可行单纯胆囊切除，不必行周围淋巴结清扫。　(　　)

四、问答题

1. 简述肝门部胆管癌的分型。

2. 试述胆囊癌外科手术治疗原则。

参考答案

一、单项选择题

1. C　**2.** C　**3.** B　**4.** C

二、填空题

1. 左右肝管　总肝管　胰腺上胆总管

2. 胆囊管　肝总管　肝下缘

三、判断题

1. 正确

2. 错误。改为：癌组织侵犯胆囊全层，无淋巴结转移者，不宜行单纯胆囊切除手术，宜做根治性手术。

四、问答题

1. 肝门部胆管癌根据病变部位分为五型：Ⅰ型，肿瘤位于肝总管，未侵犯汇合部；Ⅱ型，肿瘤波及左右肝管，未侵犯左右肝管；Ⅲ型，已侵犯右肝管（Ⅲa）或侵犯左肝管（Ⅲb）；Ⅳ型，已侵犯左右双侧肝管。

2. 手术治疗是目前胆囊癌的首选方法。具体手术方案的选择则依赖于胆囊癌的临床分期。

（1）单纯胆囊切除手术：适用于早期胆囊癌（NevinⅠ、Ⅱ期），癌肿仅限于胆囊黏膜层或未突破肌层、无淋巴结转移者。

（2）根治性手术：NevinⅢ期的患者应行根治手术。手术范围包括完整的胆囊切除、肝十二指肠韧带周围淋巴结清扫（包括肝门部淋巴结）和楔形切除胆囊床 2 cm 的肝组织。

（3）扩大根治性手术：Nevin Ⅳ、Ⅴ期的患者只要病人一般情况允许及癌肿无远处转移，均有行扩大根治性手术的机会。手术范围应根据肿瘤浸润转移的具体情况而定。

（4）姑息性手术：适用于晚期已失去行根治性手术机会的患者。手术目的是切除主要病灶、胆道引流、消化道转流等。

肾癌、前列腺癌、膀胱癌、睾丸恶性肿瘤

一、单项选择题

1. 早期肾癌最主要的治疗方法是： （ ）
A. 化疗 B. 放疗
C. 根治性肾切除 D. 介入治疗

2. 保留肾组织的肾部分切除适用于哪种情况的肾肿瘤？ （ ）
A. ＜2 cm B. ＜3 cm
C. ＜4 cm D. ＜5 cm

3. 早期膀胱癌最常见的症状是： （ ）
A. 血尿 B. 尿频、尿急、尿痛
C. 经常解出结石 D. 腰痛

4. 膀胱肿瘤最直观可靠的检查方法是： （ ）
A. B超 B. CT
C. 膀胱镜 D. 静脉尿路造影（IVU）

5. 前列腺癌根治术适用于第几期病例？ （ ）
A. Ⅰ期 B. Ⅱ期
C. Ⅲ期 D. Ⅳ期

6. 一旦发现Ⅲ、Ⅳ期前列腺癌应首先考虑什么治疗方式？ （ ）
A. 根治术 B. 外放疗
C. 内放疗 D. 内分泌治疗

7. 年龄超过50岁的男性发现全身多发性骨转移癌时，应首先考虑的原发肿瘤是： （ ）
A. 胃癌 B. 肠癌
C. 肺癌 D. 前列腺癌

二、多项选择题

1. 肾癌诊断最常用的检查方法有： （ ）
A. B超 B. CT
C. MRI D. PT-CT
E. 肿瘤标志物

2. 膀胱癌可根据病期的不同选择下列哪些治疗方式？ （ ）
A. 膀胱部分切除 B. 全膀胱切除

C. 局部化疗(膀胱灌注)　　D. 化疗
E. 放疗

3. 前列腺癌临床诊断的基本方法有哪些?　　(　　)
A. 直肠指检　　B. 经直肠超声检查
C. 血清 PSA 检测　　D. CT 或 MRI
E. ECT

三、判断题

1. 血尿是肾癌最常见的早期表现。　　(　　)

2. 一旦发现膀胱癌应尽早全膀胱切除。　　(　　)

3. 睾丸恶性肿瘤绝大部分发生在阴囊内睾丸,也可发生于异位睾丸。　　(　　)

4. 睾丸恶性肿瘤常见的症状和体征为质硬的无痛性或疼痛性睾丸肿块。　　(　　)

5. 放射治疗是Ⅰ期和Ⅱ期 A～B 期的标准治疗。应在睾丸切除术和完整的病情检查后进行照射,其目的在于选择性地对腹部淋巴结进行预防性照射。　　(　　)

6. Ⅱ期以上精原细胞瘤及非精原细胞瘤的病人,应给予多种药物联合化疗。　　(　　)

7. 除常规的尿液、血液检查外,血清甲胎蛋白(AFP)、绒毛膜促性腺激素(hCG)和乳酸脱氢酶(HLD)在睾丸生殖细胞瘤的诊断、预后、治疗和随诊中起非常重要的作用。　　(　　)

四、填空题

1. 睾丸恶性肿瘤的病因目前尚不清楚,可能与______、______、______、______和______等因素有关。

2. 睾丸恶性肿瘤在病理上分为__________和__________两大类,主要病理类型为__________,是____________男性最常见的恶性肿瘤。

3. 生殖细胞瘤有 4 种基本组织学类型:__________、__________、__________和__________。

4. 睾丸恶性肿瘤的预后主要与____________和____________有关,与____________无关。

五、问答题

1. 试述肾癌的常见症状。

2. 哪几期、哪几类膀胱肿瘤可考虑全膀胱切除。

3. 试述睾丸恶性肿瘤的外科治疗要点。

参考答案

一、单项选择题

1. C　**2.** C　**3.** A　**4.** C　**5.** B　**6.** D　**7.** D

二、多项选择题

1. ABC　**2.** ABCDE　**3.** ABC

三、判断题

1. 错误。应为:血尿是肾癌最常见的症状。

2. 错误。应为:较大、多发、反复发作及分化不良的 T_2 期和 T_3 期膀胱癌以及浸润性鳞癌和腺癌,应行膀胱全切除术。

3. 正确　**4.** 正确　**5.** 正确　**6.** 正确　**7.** 正确

四、填空题

1. 遗传　隐睾　创伤　感染　内分泌

2. 生殖细胞瘤　非生殖细胞瘤　生殖细胞瘤　20～35 岁或青壮年

3. 精原细胞瘤　胚胎癌　畸胎癌　绒毛膜细胞癌

4. 临床分期　组织学类型　患者是否双原发睾丸肿瘤

五、问答题

1. 肾癌的常见症状如下:

(1) 血尿、疼痛和肿块:间歇无痛性肉眼血尿为常见症状,表明肿瘤已侵入肾盏、肾盂。疼痛为钝痛或隐痛,多由于肿瘤生长牵张肾包膜或侵犯腰肌、邻近脏器所致;血块通过输尿管时可发生肾绞痛。肿瘤较大时在腹部或腰部易被触及,出现上述症状中任何一项都是病变发展到较晚期的临床表现。

(2) 肾肿瘤综合征:贫血、肝功能异常、高钙血症、凝血异常、发热、高血压、血沉快等肾外表现。

(3) 转移症状:临床上约有 10%的病人因转移症状,如病理性骨折、咯血、神经麻痹及转移部位出现疼痛等就医。约 25%的病人就医时肿瘤已有扩散。

2. 较大、多发、反复发作及分化不良的Ⅱ期和Ⅲ期膀胱肿瘤以及浸润性膀胱鳞癌和膀胱腺癌,可考虑全膀胱切除。

3. 睾丸恶性肿瘤无论哪一种类型都应行高位睾丸摘除术。切除术必须经腹股沟进行，在深部腹股沟内环处行精索高位结扎术，以减少局部复发和异常淋巴引流。禁止经阴囊行睾丸肿瘤切除术，此手术会干扰正常淋巴引流，使淋巴引流至腹股沟和盆腔淋巴结。

子宫颈癌

一、单项选择题

1. 子宫颈癌的好发部位是： ( )

A. 子宫颈管内　　B. 宫颈阴道部

C. 扁平上皮处　　D. 鳞状上皮与柱状上皮交界处

2. 关于宫颈原位癌，下列哪项叙述是错误的？ ( )

A. 异型细胞不穿透基底膜

B. 好发部位为鳞状上皮与柱状上皮交界处

C. 易发生淋巴结转移

D. 与重度不典型增生很难区别

3. 对宫颈癌最可靠的诊断方法是： ( )

A. 宫颈刮片细胞学检查　　B. 碘实验

C. 阴道镜检查　　D. 宫颈或宫颈管活组织检查

4. 宫颈癌临床分期的依据是： ( )

A. 临床症状严重程度　　B. 有无淋巴结转移

C. 术后所见修订分期　　D. 病灶侵犯范围

5. 宫颈癌淋巴转移首先侵犯的是： ( )

A. 左锁骨上淋巴结　　B. 腹股沟浅淋巴结

C. 腹股沟深淋巴结　　D. 盆腔淋巴结

6. 45 岁女性，阴道不规则流血半年。妇科检查：阴道伸展好，宫颈后唇呈菜花状并侵及阴道后穹隆达 2 cm，子宫正常大小，宫颈活检病理学检查为鳞状细胞癌。

(1) 本例正确的治疗方法是： ( )

A. 全子宫切除＋双附件切除术

B. 广泛性子宫切除术＋盆腔淋巴结清扫术

C. 化疗后行全子宫切除术

D. 化疗后放疗

(2) 若术后 2 年复查发现盆腔及左肺部有占位性病变，首选的治疗是： ( )

A. 手术切除病灶　　B. 放射治疗

C. 化疗　　D. 放疗＋化疗

7. 49岁,女性,白带有血丝一年余,接触性阴道出血2个月,以往月经规则。妇科检查:外阴未见异常,阴道上1/3结节,宫颈重度糜烂,表面结节溃疡状;子宫大小正常,活动差,宫旁组织结节增厚达盆壁;宫颈活检为鳞癌。

(1) 该患者临床分期是: ( )

A. II_a期　　B. II_b期

C. III_a期　　D. III_b期

(2) 治疗原则是: ( )

A. 广泛子宫切除术

B. 广泛子宫切除术+盆腔淋巴结清扫术

C. 放射治疗　　D. 化疗

二、多项选择题

1. 宫颈癌晚期死亡的主要原因是: ( )

A. 尿毒症　　B. 出血

C. 感染　　D. 恶病质

E. 疼痛

2. 宫颈癌的预后与下列哪些因素有关? ( )

A. 早期诊断,早期治疗　　B. 病理类型

C. 治疗方法　　D. 临床分期

E. 患者职业

三、问答题

简述宫颈上皮内瘤样病变(CIN)的形成及分级。

参考答案

一、单项选择题

1. D　**2.** C　**3.** D　**4.** D　**5.** D　**6.** (1) B (2) D

7. (1) D (2) C

二、多项选择题

1. ABCD　**2.** ABCD

三、问答题

移行带区未成熟的化生鳞状上皮代谢活跃，在一些物质的刺激下，可发生细胞分化不良、排列紊乱、细胞核异常、有丝分裂增加，形成宫颈上皮内瘤样病变(CIN)。

根据异型细胞占据宫颈上皮层内的范围，CIN分为：CINⅠ级，异型细胞局限在上皮层的下1/3；CINⅡ级，异型细胞局限在上皮层的下1/3～2/3；CINⅢ级，异型细胞几乎累及或全部累及上皮层，即宫颈重度不典型增生及宫颈原位癌。各级CIN均有发展为浸润癌的趋向。级别越高发展为浸润癌的机会越多；级别越低，自然退缩的机会越多。

子宫内膜癌

一、单项选择题

1. 子宫内膜癌的癌前病变是： （　　）

A. 增生期子宫内膜增生过长　　B. 子宫内膜腺瘤型增生

C. 子宫内膜腺囊型增生　　D. 萎缩型子宫内膜

2. 子宫内膜癌的早期诊断方法是： （　　）

A. 阴道脱落细胞学检查　　B. 宫颈刮片细胞学检查

C. 诊断性刮宫　　D. 分段诊断性刮宫

3. 关于子宫内膜癌的治疗原则，下列哪项叙述是错误的？ （　　）

A. 对早期病例，手术治疗是首选的

B. 发现有淋巴结转移者需加放疗

C. 晚期或复发者可用孕激素治疗

D. 早期要求保留生育能力者可用放疗

4. 53 岁女性，绝经 2 年，阴道不规则出血 6 个月。妇科检查：宫颈光滑，子宫如孕 50 天，质软；分段刮宫病理报告为子宫内膜腺癌Ⅲ级。

（1）该患者的最佳治疗方法是什么？ （　　）

A. 根治性放射治疗

B. 次全子宫切除术

C. 广泛子宫切除术

D. 全子宫切除＋双附件切除术＋盆腔淋巴结清扫术

（2）术中留取腹水细胞学检查找到癌细胞，术后病理报告侵犯肌层 2/3。下一步处理是： （　　）

A. 二次开腹手术　　B. 放射治疗＋化疗

C. 孕激素治疗　　D. 抗雌激素治疗

（3）2 年后复查，X 线片发现双肺有占位性病变。应选择哪项治疗？（　　）

A. 手术切除肺部病变　　B. 放疗

C. 孕激素治疗　　D. 化疗＋孕激素治疗

5. 关于子宫内膜癌术后放疗适应证，以下哪项是错误的？ （　　）

A. $Ⅰ_b$ 期 G_1，肿瘤侵犯浅肌层

B. 子宫颈受侵

C. 病理为浆液性乳头状腺癌

D. 有淋巴结转移

二、多项选择题

1. 关于子宫内膜癌的叙述下列哪几项是正确的？（　　）

A. 子宫内膜癌是生殖道常见三大恶性肿瘤之一

B. 多见于老年妇女

C. 在我国发病率有下降趋势

D. 与子宫内膜增生过长有关

E. 约20%内膜癌患者有家族史

2. 以下哪些是子宫内膜癌的高危因素？（　　）

A. 肥胖　　B. 高血压

C. 糖尿病　　D. 未婚，少产

E. 晚婚，多产

三、问答题

简述子宫内膜癌的鉴别诊断。

参考答案

一、单项选择题

1. B　**2.** D　**3.** D　**4.** (1) D　(2) B　(3) D　**5.** A

二、多项选择题

1. ABDE　**2.** ABCD

三、问答题

子宫内膜癌应与以下病症相鉴别：

(1) 围绝经期功能失调性子宫出血：主要表现为月经紊乱。妇科检查无异常发现。临床依靠分段刮宫的组织病理确诊。

(2) 老年性阴道炎和老年性子宫内膜炎：主要表现为血性白带，需与内膜癌相鉴别。前者见阴道黏膜充血或黏膜下散在出血点。后者见阴道壁正常，排液来自宫颈管内。

(3) 子宫黏膜下肌瘤或内膜息肉：多表现为月经过多或经期延长，及时行分段诊刮、宫腔镜检查或B超检查有助于鉴别。

(4) 原发性输卵管癌：主要表现为阴道排液、阴道流血和下腹疼痛。分段刮宫阴性,宫旁触及肿块,B超检查有助于鉴别。

(5) 宫颈管癌、子宫肉瘤:临床表现亦有不规则阴道流血及排液增多。病灶位于宫颈管内的宫颈管癌,可使宫颈管扩大形成桶状宫颈。子宫肉瘤可使子宫体均匀性增大或呈结节性增大。分段刮宫及宫颈活检即能鉴别。

卵巢癌

一、单项选择题

1. 最常见的卵巢肿瘤是：（　　）

A. 浆液性囊腺瘤　　B. 黏液性囊腺瘤

C. 成熟性畸胎瘤　　D. 内胚窦瘤

2. 下列哪项检查对卵巢肿瘤的诊断无意义？（　　）

A. CA125　　B. AFP

C. CEA　　D. 促性腺激素

3. 32岁女性，术前诊断为双侧卵巢肿物，行剖腹探查术。术中见双侧卵巢肿物半实质性，表面光滑，包膜完整无破溃，未见腹水，肿物冰冻切片快速病理为浆液性囊腺癌，腹腔冲洗液未见肿瘤细胞。手术范围何项最佳？（　　）

A. 右附件切除术

B. 双附件切除术

C. 全子宫＋双附件切除术

D. 全子宫＋双附件＋大网膜＋后腹膜淋巴结清扫术

4. 对巨大卵巢囊肿与腹腔积液的鉴别诊断最有价值的是：（　　）

A. 腹部触诊　　B. 腹部叩诊

C. 腹部X线摄片　　D. 盆腹腔B型超声检查

5. 15岁女性，腹胀腹坠就诊。肛门检查子宫稍小，子宫左前方触及一囊实性肿块约13 cm×11 cm×9 cm，血AFP明显增高。可能的诊断是：（　　）

A. 成熟性畸胎瘤　　B. 颗粒细胞瘤

C. 内胚窦瘤　　D. 浆液性囊腺瘤

6. 目前妇科恶性肿瘤中对妇女威胁最大的是：（　　）

A. 子宫颈癌　　B. 子宫内膜癌

C. 外阴癌　　D. 卵巢癌

二、多项选择题

卵巢肿瘤常见的并发症是：（　　）

A. 感染　　B. 囊肿破裂

C. 蒂扭转　　D. 子宫肌瘤

E. 肠梗阻

三、问答题

1. 简述卵巢恶性肿瘤的转移途径。

2. 简述卵巢肿瘤的治疗原则。

参考答案

一、单项选择题

1. C　**2.** D　**3.** D　**4.** D　**5.** C　**6.** D

二、多项选择题

ABC

三、问答题

1. 卵巢恶性肿瘤的转移途径：① 主要途径：直接蔓延及腹腔种植。② 重要途径：淋巴转移。③ 少见途径：血行转移。

其中，淋巴转移途径有 3 种方式：① 沿卵巢血管走行，从卵巢淋巴管向上达腹主动脉旁淋巴结；② 从卵巢淋巴管达髂内髂外淋巴结，经髂总淋巴结至腹主动脉旁淋巴结；③ 沿圆韧带入髂外淋巴结及腹股沟淋巴结。

2. 卵巢肿瘤治疗原则：

(1) 卵巢良性肿瘤治疗原则：一经确诊，需手术治疗。手术范围：年轻妇女，保留对侧正常卵巢或部分卵巢组织。围绝经期及老年妇女，行全子宫＋双附件切除术。

(2) 卵巢恶性肿瘤治疗原则：① 以手术为主，加用化疗和放疗的综合治疗。手术范围：$\mathrm{I_a}$、$\mathrm{I_b}$ 行全子宫＋双附件切除术。$\mathrm{I_c}$ 及以上行全子宫＋双附件切除术＋大网膜切除术＋腹膜后淋巴结清扫术。② 化学药物治疗为主要的辅助治疗。常用以铂类药物为主的联合化疗方案。③ 放射治疗是手术和化疗的辅助治疗，无性细胞瘤最为敏感。

软组织和皮肤肿瘤

一、单项选择题

1. 恶性纤维组织细胞瘤的特征中不包括下列哪一项？（　　）

A. 常合并病理性骨折

B. 由成纤维细胞、组织细胞、多核巨细胞和炎细胞组成

C. 易见囊性变

D. 男性多在 30 岁以下发病

2. 横纹肌肉瘤的镜下特征性表现是：（　　）

A. 特征性的 A 带及 I 带并见 E 线

B. 胞浆神经内分泌颗粒

C. 桥粒连接

D. W-P 小体

3. 下列哪项不是肉瘤的特点？（　　）

A. 质软呈鱼肉状　　B. 间叶组织来源

C. 多见于青少年　　D. 多经淋巴道转移

4. 恶性肿瘤分化程度是指：（　　）

A. 生长速度

B. 对肿瘤细胞的形成及组织结构的综合

C. 组织学类型

D. 有无转移

5. 癌与肉瘤的根本区别是：（　　）

A. 组织来源　　B. 外在环境

C. 内在因素　　D. 形成方式

6. 以下关于软组织肉瘤的说法错误的是：（　　）

A. 起源于中胚层的骨骼外结缔组织

B. 起源于神经外胚层的神经组织肉瘤具有与软组织肉瘤相似的临床病理特征，也归类于软组织肉瘤

C. 软组织肉瘤的影像学表现大多是非特异性的

D. MRI 检查可以确定软组织肉瘤的组织类型

7. 骨和软组织肿瘤最常见的转移途径是：（　　）

A. 直接蔓延　　B. 通过动脉转播

C. 通过血行转播　　D. 通过淋巴转播

二、多项选择题

1. 横纹肌肉瘤的特点包括： （　　）
A. 最常见于中老年人
B. 青少年多生长于头颈部，成人多见于肢体
C. 镜下描述为菱形细胞
D. 治疗应用手术、放疗、化疗等
E. X 线照相有助于定位，CT 检查有助于分期

2. 滑膜肉瘤的临床表现包括： （　　）
A. 运动缓慢，有轻微疼痛和压痛
B. 有时无明显症状
C. 肿胀弥漫，局部发红，运动受限
D. 发病年龄为青少年
E. 单纯切除后复发率高，因而术前应放疗，然后再截肢

3. 未归类的软组织肉瘤有： （　　）
A. 透明细胞肉瘤　　B. 血管肉瘤
C. 滑膜肉瘤　　D. 腺泡状软组织肉瘤
E. 横纹肌肉瘤

4. 间叶组织包括： （　　）
A. 肌肉脂肪组织　　B. 成纤维组织
C. 血管、淋巴管　　D. 骨及软骨组织
E. 淋巴造血组织

5. 软组织即非上皮组织，以下哪些不是？ （　　）
A. 纤维组织　　B. 脂肪组织
C. 淋巴造血组织　　D. 骨组织
E. 神经胶质组织

三、填空题

1. 软组织肉瘤的好发部位依次是：__________、__________、__________和__________。

2. 恶性纤维组织细胞瘤一般由________、________两者共同构成。

3. 软组织肉瘤根据病理形态学表现可将肿瘤分为________、________、________、________四级。

4. 皮肤恶性黑色素瘤可分为________、________、________、________ 4 种临床亚型。

5. 皮肤恶性黑色素瘤有________、________两种不同的生长扩散方式。

四、问答题

1. 横纹肌肉瘤按其组织学特点可分为哪 4 种类型?
2. 试述屏障切除术及其优点。

参考答案

一、单项选择题

1. D **2.** A **3.** D **4.** C **5.** A **6.** D **7.** C

二、多项选择题

1. BDE **2.** ABC **3.** ACD **4.** ABCDE **5.** CDE

三、填空题

1. 肢体(下肢较多) 躯干 头颈 腹膜后间隙
2. 组织细胞 成纤维细胞
3. 高分化 中分化 低分化 未分化
4. 浅表扩散型 结节型 雀斑型 肢端雀斑样痣型
5. 放射状生长 垂直性生长

四、问答题

1. 横纹肌肉瘤按其组织学特点可分为以下 4 种类型:多形性横纹肌肉瘤、胚胎性横纹肌肉瘤、葡萄状横纹肌肉瘤、腺泡性横纹肌肉瘤。

2. 在肉瘤的多维接触面上,寻找可以作为屏障的组织,将这些组织的外缘作为切缘;在无屏障作用组织结构的部位,以 3～5 cm 为安全距离,在安全距离之外选择切缘。然后将所有设计的切缘连接起来,就形成了肉瘤的一个安全的、理论上的阴性切缘,将这种手术方法叫做屏障切除术,其疗效可接近根治性切除术。

屏障切除术有如下优点:① 类似广泛切除的术式,可以达到或接近达到根治性切除的效果;② 较根治性切除术节省组织,有利于功能的保留和简化修复重建内容;③ 屏障切除的方法,由于随机性较强,适应证较宽,更适合临床应用。

骨肿瘤

一、单项选择题

1. 骨肉瘤的最好发部位是： ( )

A. 胫骨、肱骨　　B. 桡骨、股骨

C. 脊柱和胫骨　　D. 股骨、胫骨

2. 15 岁男孩，左小腿上段进行性疼痛 3 个多月，偶有轻微发热。体检：左小腿上段外侧方可及一质硬包块，有轻度压痛。左下肢 X 线片示：左侧腓骨干边界模糊，存在不规则破坏区，周围伴"葱皮样"反应。

(1) 在采集病史时应特别注意询问的内容是： ( )

A. 有无低热、盗汗及慢性咳嗽病史

B. 有无左下肢外伤史

C. 有无左小腿局部红、肿、热、痛病史

D. 疼痛是否在夜间加重

(2) 如果经活组织检查证实为 Ewing 肉瘤，则最可能来源于： ( )

A. 成骨细胞　　B. 破骨细胞

C. 骨髓细胞　　D. 成纤维细胞

(3) 除骨核素扫描外，对评估病情及判断预后最不可缺少的检查是：

( )

A. 患处 B 超

B. 胸部 X 线

C. 患肢 CT

D. 测血钙、磷、碱性磷酸酶、酸性磷酸酶

3. 关于骨肉瘤的描述不正确的是： ( )

A. 好发于青少年

B. 以股骨远端、胫骨近端较多见

C. 常伴骨关节功能障碍

D. 血清酸性磷酸酶可升高

二、多项选择题

1. 尤文氏肉瘤的好发部位是： ( )

A. 股骨　　B. 胫骨

C. 桡骨　　D. 骶骨

E. 尺骨

2. 骨肉瘤可见的骨膜反应是：　　（　　）

A. Codman 三角　　B. 骨膜增厚

C. 肥皂泡样变　　D. “葱皮样”现象

E. “日光射线”现象

三、填空题

骨肉瘤好发于________、________、________的干骺端。

四、问答题

1. 何谓 Codman 三角？

2. 试述骨肉瘤新辅助化疗的意义。

参考答案

一、单项选择题

1. D　**2.** (1) C　(2) C　(3) B　**3.** D

二、多项选择题

1. ABE　**2.** ABDE

三、填空题

股骨远端　胫骨近端　肱骨近端

四、问答题

1. Codman 三角是骨肉瘤 X 线摄片的一种影像学表现：在肿瘤表面的骨外膜被掀起，切面上可见肿瘤上、下两端的骨皮质和掀起的骨外膜之间形成三角形隆起，其间堆积由骨外膜产生的新生骨。骨膜新生骨可被破坏，表现为骨膜反应性三角，称为 Codman 三角。

2. 骨肉瘤新辅助化疗可以消灭潜在的微小转移灶，可提高生存率，延长生存时间，提高保肢率，减少复发率。

儿童实体肿瘤

一、单项选择题

1. 血清 AFP 阳性对哪种肿瘤有诊断意义？（ ）

A. 肺癌　B. 大肠癌

C. 肝转移癌　D. 肝细胞癌

2. 下列哪一项不属于 Wilm's 瘤特点？（ ）

A. 发生于青少年　B. 易血道转移

C. 好发于心肌　D. 肉眼观察呈鱼肉状

3. 多于 5 岁以前发病，腹部有巨大包块（包块是本病的特点），带有发热和高血压，血中肾素活性和促红细胞生成素可高于正常的疾病是：（ ）

A. 肾母细胞瘤　B. 肾癌

C. 膀胱癌　D. 肾盂肿瘤

4. 关于肾母细胞瘤的特点，下列哪种说法不正确？（ ）

A. 腹部巨大包块　B. 多于 3 岁前发病

C. 偶见于成人　D. 常见明显血尿

二、多项选择题

肾母细胞瘤的主要临床特征是：（ ）

A. 虚弱婴幼儿腹部巨大包块

B. 有血尿、尿频、尿痛

C. 血中肾素活性升高

D. 常常转移至骨和肝

E. 血中促红细胞生成素升高

三、问答题

1. 试述与神经母细胞瘤诊断相关的辅助检查。

2. 试述与肝母细胞瘤诊断相关的辅助检查。

参考答案

一、单项选择题

1. D　**2.** C　**3.** A　**4.** D

二、多项选择题

ACE

三、问答题

1. 与神经母细胞瘤诊断相关的辅助检查有：

(1) 实验室检查：尿香草扁桃酸(VMA)升高；同时伴有高香草酸升高者占90%以上。通常行单次的尿液检查，收集24 h尿液更有价值。当肿瘤切除后，应取部分肿瘤作DNA指数(定量地测定染色体含量)和MYCN原癌基因扩增分析。

(2) 影像学检查

① B超检查：探查原发肿瘤的性质和范围。

② CT检查：探查原发肿瘤的性质和范围，与周围重要组织器官的关系，有无手术切除的可能。

③ MRI检查：诊断与CT相仿。

(3) 其他检查：由于神经母细胞瘤易发生骨髓转移，多个部位抽取骨髓检查、骨骼探查、骨扫描可评估转移病灶。

2. 与肝母细胞瘤诊断相关的辅助检查有：

(1) 实验室检查：90%～100%的患儿血清甲胎蛋白(AFP)明显增高，对于本病的诊断有特异性价值，并与肿瘤的增长呈正相关关系。

(2) 影像学诊断

① CT检查：平扫可见肝实性肿块，多由数个结节聚合成大块状。有的肿瘤内含类似骨组织成分，CT可显示钙化灶。

② B超检查：超声检查可明确肿块的部位和性质，区别实质性或囊性。可以较好地判断门静脉或肝静脉内是否有瘤栓的存在。

③ MRI检查：诊断价值与CT相仿。

(3) 其他检查：血管造影、胸部X线平片、肝脏穿刺活检及腹腔镜等。

淋巴瘤

一、单项选择题

1. 霍奇金病病名来自： （ ）
A. 最早发生本病的地方名
B. 最早描述本病的医师名
C. 引起本病的病毒
D. 第一次召开专题讨论会的城市名

2. 确定霍奇金病的诊断依据是： （ ）
A. 影像学检查　B. 细胞学检查
C. 组织病理学检查　D. 症状和体征

3. 霍奇金病的恶性细胞是： （ ）
A. 变异的淋巴细胞
B. Reed-Sternberg 细胞及其变异细胞
C. 多形性非同步增生的处于不同发育阶段的 B 淋巴细胞
D. 组织细胞的恶变

4. 霍奇金病在淋巴系统内扩展是： （ ）
A. 有规律　B. 无规律
C. 顺序前进　D. 跳跃式

5. 霍奇金病发生于： （ ）
A. B 淋巴细胞　B. T 淋巴细胞
C. NK/T 细胞　D. 以上细胞均可发生

6. 在我国，非霍奇金病最常见的病理类型是： （ ）
A. 小淋巴细胞淋巴瘤　B. 滤泡中心淋巴瘤
C. T 细胞淋巴瘤　D. 弥漫性大 B 细胞淋巴瘤

7. 对非霍奇金病的预后判断和制订治疗方案具有指导意义的是： （ ）
A. 肿瘤大小　B. 临床分期
C. 行为状态评分　D. 国际预后指数(IPI)

8. 小淋巴细胞型非霍奇金病淋巴瘤与慢性淋巴细胞白血病是： （ ）
A. 两种病　B. 一种病的不同病名
C. 一个疾病的两个阶段　D. 细胞来源不同，形态相同

9. 预后极好型临床Ⅰ期 HD 采取： （ ）
A. 单纯放射治疗　B. 单纯化疗

C. 放化综合治疗　　　　　　　　　D. 免疫治疗

10. Ⅰ、Ⅱ期(非大肿块)弥漫性大B细胞淋巴瘤的治疗是：（　）
A. CHOP方案3～4周期＋受累野放疗
B. CHOP方案6周期＋受累野放疗
C. 单纯放疗
D. 单纯化疗

二、判断题

1. Ⅰ期胃黏膜相关淋巴瘤先行抗幽门螺杆菌治疗和使用H_2受体阻滞剂。3个月后评价疗效，决定下一步治疗方案。（　）
2. Ⅰ期鼻腔T/NK细胞淋巴瘤不做颈部预防性照射。（　）
3. 霍奇金病按病理分型，淋巴细胞消减型预后最好。（　）
4. NHL经典的化疗方案是ABVD方案。（　）
5. 霍奇金病采用放化综合治疗模式时应充分考虑心脏的毒副反应。（　）
6. 原发于鼻腔或韦氏环的NHL，做头颈部CT或MR检查可以明确病变范围。（　）
7. 巨块型病变定义为：肿块最大直径＞10 cm。（　）
8. NHL是一组疾病。（　）

参考答案

一、单项选择题

1. B　2. C　3. B　4. C　5. A　6. D　7. D　8. C
9. A　10. A

二、判断题

1. 正确　2. 正确
3. 错误。改为：按病理分型，淋巴细胞消减型淋巴瘤预后最差。
4. 错误。改为：CHOP方案是NHL经典型化疗方案。
5. 正确　6. 正确　7. 正确　8. 正确

白血病

一、单项选择题

1. 目前为止发现的与人类血液系统肿瘤关系最为肯定的病毒是：（　　）
A. HTLV-Ⅰ　　B. HIV
C. EB病毒　　D. SARS病毒

2. 下列药物中与白血病发病有关的是：（　　）
A. 乙双吗啉　　B. 氯霉素
C. 保泰松　　D. 以上全是

3. 日常生活中与白血病有关的因素有：（　　）
A. 油漆　　B. 煤油
C. 胶水　　D. 以上全是

4. 急性白血病的易感因素不包括：（　　）
A. 高白细胞　　B. 白细胞功能异常
C. 免疫缺陷　　D. 院内感染

5. 下列哪项不属于急性白血病（AL）的浸润表现？（　　）
A. 牙龈肿胀　　B. 睾丸肿大
C. 白细胞淤滞症　　D. 绿色瘤

6. 下列对白血病最具诊断价值的体征是：（　　）
A. 单侧睾丸肿大　　B. 淋巴结肿大
C. 发热　　D. 胸骨压痛

7. 急性白血病（AL）外周血检查结果不正确的是：（　　）
A. 白细胞计数正常　　B. 血小板增高
C. 白细胞计数减少　　D. 白细胞缺乏

8. 慢性淋巴细胞性白血病（CLL）的特点不包括：（　　）
A. 老年人多见　　B. 多有淋巴结肿大
C. 早期症状典型　　D. 胸骨压痛少见

9. 慢性粒细胞性白血病（CML）慢性期最显著的体征是：（　　）
A. 发热　　B. 淋巴结肿大
C. 脾脏肿大　　D. 胸骨压痛

10. 与血液病分类无关的项目是：（　　）
A. 病因学　　B. 发病机制
C. 疾病性质　　D. 临床表现

11. 血液病最基本的诊断技术是：（　　）
A. 血液生化检查
B. 细胞遗传学检查
C. 骨髓造血细胞形态学检查
D. 凝血功能检测

12. 急、慢性白血病的根本区别是：（　　）
A. 病程长短　　B. 贫血程度
C. 出血程度　　D. 白血病细胞的分化程度

13. 急性白血病患者出现高热首先考虑：（　　）
A. 继发感染　　B. 高核酸代谢
C. 细胞溶解　　D. 深部组织出血

14. 出血倾向最明显的急性白血病是：（　　）
A. 急性淋巴细胞白血病
B. 急性原粒细胞白血病
C. 急性早幼粒细胞白血病
D. 急性单核细胞白血病

15. 首选全反式维A酸诱导缓解治疗的白血病是：（　　）
A. M2b　　B. M3
C. M4　　D. M5

16. 中枢神经系统白血病最常见的是：（　　）
A. 急性淋巴细胞白血病　　B. 急性髓细胞白血病
C. 毛细胞白血病　　D. 急性早幼粒细胞白血病

17. 对骨髓抑制不明显的化疗药物是：（　　）
A. 三尖杉碱　　B. 阿糖胞苷
C. 门冬酰胺酶　　D. 柔红霉素

18. 预防中枢神经系统白血病时首选：（　　）
A. 鞘内注射环磷酰胺　　B. 鞘内注射三尖杉碱
C. 鞘内注射阿糖胞苷　　D. 鞘内注射甲氨蝶呤

19. 关于骨髓移植的描述，错误的是：（　　）
A. 病人年龄一般不宜过大
B. 除儿童非高危急淋外，骨髓移植应早期进行
C. 所谓“早期”是指急性白血病的第一次缓解期
D. 骨髓移植只适用于白血病

20. 关于慢性粒细胞白血病的描述，错误的是：（　　）
A. 白细胞数均明显增多

B. 脾均明显增大

C. 中性粒细胞碱性磷酸酶活性降低

D. 约 90%的病人 Ph 染色体阳性

21. 最有希望根治慢性粒细胞白血病的措施是： ( )

A. 异基因骨髓移植　　B. 干扰素

C. 白消安　　D. 羟基脲

22. Aure 小体主要见于： ( )

A. 慢性粒细胞白血病　　B. 急性淋巴细胞白血病

C. 急性髓细胞白血病　　D. 恶性组织细胞病

23. 治疗慢性淋巴细胞白血病首选： ( )

A. 泼尼松　　B. 苯丁酸氮芥

C. 环磷酰胺　　D. α-干扰素

24. 女，20 岁，诊断甲亢，服用甲巯咪唑治疗 1 个月后突发极度乏力，寒战、高热伴咽痛。体格检查：咽部肿胀，有坏死溃疡。此病例最可能是：( )

A. 甲亢危象　　B. 急性扁桃体炎

C. 重感冒　　D. 药物引起的粒细胞缺乏症

25. 男，46 岁，胃溃疡病史 20 年，近 3 个月疼痛加重，伴头晕、乏力，面色苍白。查 Hb 70 g/L，红细胞形态具备小细胞低色素特点，SF 8 μg/L，SI 30 μg%，TIBC 600 μg%。在下一步诊断中，哪一项措施最重要？( )

A. 骨髓造血细胞形态学检查

B. 大便潜血试验

C. 铁剂试验治疗

D. 胃镜下可疑病变部位病理活组织检查

26. 一慢性粒细胞白血病患者，近期出现高热、贫血，骨髓原始细胞 0.12，用原来治疗有效的“白消安”治疗无效。该患者应首先考虑： ( )

A. 化疗药物耐受　　B. 合并骨髓纤维化

C. 病程进入加速期　　D. 病程进入急变期

27. 男，52 岁，疲乏无力 3 个月，近 2 日左下肢肿胀，多普勒探查提示深静脉血栓形成；脾肋下 4 cm，Hb 145 g/L，白细胞计数 13.0×10^9/L，多次查血小板均大于 1 000×10^9/L，血片可见巨大血小板。最合理的治疗是： ( )

A. 严密观察　　B. 阿司匹林

C. 羟基脲　　D. 羟基脲＋溶栓治疗

28. **共用题干：**

A. 出血性膀胱炎　　B. 神经毒性　　C. 胰腺炎　　D. 心肌损害

E. 头痛，皮肤干燥，口角皲裂

(1) 长春新碱应注意： ( )
(2) 环磷酰胺应注意： ( )
(3) 柔红霉素应注意： ( )

29. 共用题干：
A. 羟基脲 B. VDLP 方案 C. DA 方案 D. 氟达拉滨 E. 百消安
(1) 慢性粒细胞性白血病的首选化疗药物是： ( )
(2) 容易引起严重骨髓抑制的药物是： ( )
(3) ALL 基本的治疗方案是： ( )
(4) CLL 疗效较好的药物是： ( )

30. 共用题干：A. 异体基因造血干细胞移植 B. HDAra-C C. 外科手术 D. 放疗 E. 手术＋放疗
(1) CML 的根治性标准治疗是： ( )
(2) 难治性 AML 可选择： ( )

二、填空题

1. 急性早幼粒细胞白血病(M_3)分为两种亚型：__________和__________。
2. 急性白血病髓外复发的根源有__________、__________。
3. 急性白血病的常见临床表现有__________、__________和__________。
4. 任何病人原因不明的__________增多，特别是伴有__________，应考虑慢性粒细胞白血病，根据骨髓细胞学检查和细胞遗传学分析可作出诊断。

三、问答题

1. 白血病的支持治疗包括哪几点？
2. AML 缓解后治疗有哪几条途径？
3. 慢性粒细胞白血病(CML)临床表现有哪些？
4. 试述急性淋巴细胞白血病(ALL)化疗的治疗策略(包括主要方案和药物)。

参考答案

一、单项选择题

1. A	**2.** D	**3.** D	**4.** A	**5.** C	**6.** D	**7.** B	**8.** C
9. C	**10.** D	**11.** C	**12.** D	**13.** A	**14.** C	**15.** B	**16.** A
17. C	**18.** D	**19.** D	**20.** B	**21.** A	**22.** C	**23.** B	**24.** D

25. D　**26.** C　**27.** D　**28.** (1) B　(2) A　(3) D
29. (1) A　(2) E　(3) B　(4) D　**30.** (1) A　(2) B

二、填空题

1. M_{3a}粗颗粒型　M_{3b}细颗粒型

2. 中枢神经系统白血病　睾丸浸润

3. 贫血　出血　发热

4. 外周血中性粒细胞计数　脾肿大

三、问答题

1. 白血病的支持治疗包括以下几点：

(1) 感染的防治。

(2) 出血的防治：由血小板过低引起者，输注血小板悬液，一般应保持血小板计数＞20×10^9/L；如出血系 DIC 引起，则按 DIC 处理。

(3) 贫血的治疗：如贫血较严重，常需输注红细胞悬液，一般应保持患者血红蛋白＞60 g/L。如合并自身免疫性溶血性贫血，宜输注洗涤红细胞。

(4) 防治尿酸性肾病：大量饮水，充分补液水化；碱化尿液，利尿等。

2. AML 缓解后治疗有 3 条途径：① 异基因造血干细胞移植（Allo-HSCT）；② 自体造血干细胞移植（Auto-HSCT）；③ 大剂量 Ara-C 治疗。

3. CML 的整个病程分为三期：慢性期、加速期和急变期。多数病例诊断时处于慢性期。常见临床表现有乏力、盗汗、体重减轻、贫血、出血或脾肿大等。若白细胞计数超过 400×10^9/L 时可出现白细胞淤滞，引起肺、脑和视网膜血管堵塞，表现呼吸困难、嗜睡、精神异常和视力减退等。

4. 急性淋巴细胞白血病（ALL）化疗分诱导缓解、巩固治疗及维持治疗三阶段进行。

(1) 诱导缓解：目前多使用国际标准的 VDLP 方案：即长春新碱（VCR）2 mg，静脉注射，第 1，8，15，22 天。DNR 40～60 mg/(m^2 · d)，静脉滴注，第 1～3 天。门冬酰胺酶（L-Asp）6 000 U/(m^2 · d)，静脉滴注，第 17～28 天。泼尼松（Pred）30～40 mg/(m^2 · d)，口服，第 1～28 天。第 14 天作骨穿，如仍有较多的白血病细胞，骨髓增生活跃，则加 DNR 40～60 mg/(m^2 · d)，静脉滴注。第 15～16 天，第 28 天再作骨穿，如仍未缓解，间歇 10～14 天，继续第 2 个疗程。

(2) 巩固治疗：第 1、3、5、7 疗程使用以下方案：即 VCR 2 mg，静脉注射，第 1、8 天。DNR 40～60 mg/(m^2 · d)，静脉滴注，第 1～2 天。L-Asp 12 000 U/(m^2 · d)，静脉滴注，第 2、4、7、9、11、14 天。Pred 30～40 mg/(m^2 · d)，口服，第 1～

14 天。

第 2、4、6、8 疗程使用以下方案：替尼泊苷（VM26）165 mg/（m^2 · d），静脉滴注，第 1、4、8、11 天。Ara-C 300 mg/（m^2 · d），静脉滴注，第 1、4、8、11 天。

第 9 疗程：甲氨蝶呤（MTX）690 mg/m^2，静脉滴注，滴完后 6 h 肌内注射亚叶酸钙 15 mg，每 6 h 一次，共 12 次。使用本方案治疗前 2 天加用碱化、水化、保肝、利胆等措施。

（3）维持治疗：常用药物有 MTX 20 mg/m^2，口服，每周 1 次。6-巯嘌呤（6-MP）75 mg/m^2，口服，每日 1 次。环磷酰胺 50 mg/m^2，口服，每日 1 次，每月 5～7 天。

颈部肿块

问答题

1. 简述颈部肿块的分类。
2. 简述颈部肿块的病理组织学检查。
3. 简述颈部肿块的治疗原则。
4. 详细叙述颈部肿块的鉴别诊断要点。
5. 详细叙述颈部肿块的诊断要点。

参考答案

问答题

1. 颈部肿块的分类如下：

(1) 颈部肿块按组织来源可分为两大类。第一类为非淋巴结来源的颈部肿块，如原发瘤、畸形及炎症。第二类为淋巴结来源的颈部肿块，如淋巴结炎症、淋巴结原发瘤和淋巴结转移癌。

(2) 颈部肿块按性质可分为良性肿瘤、恶性肿瘤、先天畸形和炎症等。

2. 颈部肿块的病理组织学检查：

(1) 第一类颈部肿块需手术者不应做手术前活检，应诊断与治疗一次完成。

(2) 临床诊断为淋巴结转移癌者应结合病情与原发灶部位来考虑：原发灶位于头面、口腔及五官的应在原发灶做活检；如原发灶在锁骨下则需在颈部做活检，或细针吸取或手术活检。

(3) 若临床诊断为颈部第二类肿块中的淋巴瘤，则应行包括包膜在内的完整淋巴结切除以利分型。

3. 颈部肿块的治疗原则如下：

(1) 第一类肿块：多数在特定部位，单个结节，主要依靠手术治疗。

(2) 第二类肿块：长在淋巴结内，常呈多个结节，并伴有全身症状或肿块以外的原发灶症状和体征。处理上：① 淋巴结炎症、淋巴结原发肿瘤多用非手术疗法。② 对转移癌应尽可能地寻找原发病灶，并结合原发病灶的病理类型、部位，选择放疗、化疗、手术或综合治疗。

4. 颈部肿块需从以下几个方面进行鉴别诊断：

(1) 年龄、性别：不同年龄差别较大。儿童以畸形(先天性囊肿、血管瘤)为多见。非地方性甲状腺肿区，成年前几乎都是恶性。中老年颈部肿块以恶性为多，且以淋巴结转移癌中的鳞状细胞癌为多见。

(2) 肿块部位

① 颈部平面分区：从颏下三角、颌下三角、颈动脉三角区、肌肉三角、枕三角、锁骨下三角、颈内静脉区、颈项区 8 个分区分别进行判别。

② 颈部深浅分区：从以颈动脉来分、用淋巴结来定肿块深浅、用肌肉来区分 3 个方面判别。

(3) 病程：肿块发现 7 天者多为炎症，7 个月者多为肿瘤，7 年者多为先天性肿块(畸形)。

(4) 性质：恶性肿瘤一般较硬(淋巴瘤除外)，晚期活动度小。转移癌可出现多个肿块，压痛不十分明显。囊性肿物多为良性肿瘤，如鳃裂囊肿、囊性水瘤、表皮囊肿等。但甲状腺转移癌也可表现为囊性。

5. 颈部肿块的诊断主要依据病史、体检、影像学检查、细胞学检查和病理学检查。

(1) 病史及体检

① 病史：重点询问年龄、放射治疗史、过去史、全身局部症状和病期。

② 体检：既要仔细检查颈部又要重点地进行全身检查，以区分第一类和第二类肿块。重点检查肿块位置及深度、肿块质地、活动度、大小变化、压缩性、搏动、数目以及有无原发灶。

(2) 影像学诊断

① X 线诊断：X 线片上出现气管前后狭窄考虑气管癌，左右狭窄考虑为甲状腺乳头状癌。

② 超声检查：颈部超声可初步判断肿块来源及与周围的关系。

③ 放射性药物显像：用于甲状腺肿瘤的诊断。

④ CT：直观易读，可判断肿瘤大小、性质及与周围的关系。

⑤ MRI：多层面、多维立体定位定性，可 MRI 血管造影。

⑥ PET：对复发病灶诊断敏感性较高。

⑦ 内窥镜检查：用于原发灶(如鼻腔、鼻窦、鼻咽、喉、下咽、食管、气管、胃等)的诊断。

(3) 细针抽吸细胞学检查：准确率在 80% 左右，常受穿刺部位及读片医师水平、经验等影响，故本检查对临床医师仅作参考。如检查结果为良性但临床怀疑恶性，则需进一步检查。

腹部肿块

一、单项选择题

1. 腹部肿块可由以下哪种因素引起？（　）

A. 炎症　　B. 肿瘤

C. 先天发育异常　　D. 以上都是

2. 35 岁男性，有 3 个月前左上腹外伤史。近 1 周发现左上腹肿块，并有消化不良。查体：T 36.8℃，左上腹无明显压痛。临床诊断最可能是：（　）

A. 胰腺假性囊肿　　B. 胰腺脓肿

C. 腹膜后血肿　　D. 恶性肿瘤

3. 共用题干：

A. 呕吐物含有胆汁　　B. 呕吐物不含胆汁

C. 大便性质改变　　D. 粪便持续隐血阳性

（1）幽门以上肿块对应的症状为：（　）

（2）下消化道肿物对应的症状为：（　）

（3）消化道恶性肿瘤对应的症状为：（　）

（4）胆管开口以下肿块对应的症状为：（　）

二、多项选择题

1. 以下哪些组织或器官易被误认为是腹部肿块？（　）

A. 充盈膀胱　　B. 妊娠子宫

C. 肝脏和游离肾　　D. 脾脏囊肿

E. 腰椎

2. 左上腹区肿块可能为：（　）

A. 脾肿大　　B. 结肠肝曲肿瘤

C. 胰尾部肿瘤　　D. 左肾上腺肿瘤

E. 结肠肿瘤

三、填空题

1. 婴幼儿的腹部肿块多与__________有关，中老年人腹部肿块以________为多见。

2. 腹部肿块是一种常见的腹部体征，可由很多病因引起，肿块可位于________、________或________。

四、问答题

1. 对腹部肿块检查应注意肿块的哪些方面？
2. 简述腹部肿块穿刺的意义。

参 考 答 案

一、单项选择题

1. D　**2.** A　**3.**（1）B （2）C （3）D （4）A

二、多项选择题

1. ABCE　**2.** ACDE

三、填空题

1. 胚胎发育异常　恶性肿瘤

2. 腹壁　腹腔内　腹膜后

四、问答题

1. 对腹部肿块检查应注意肿块的部位、大小、数量、形状、质地、压痛、边界活动度、有无搏动及其与周围器官的关系等。

2. 腹部肿块穿刺，对囊性肿块可根据获得的液体判断肿块的性质与来源：血性液体表明有出血；混浊性或脓性液体表明有化脓性感染；清亮性液体表明液体的潴留，多见于肝囊肿、胰腺囊肿等。对实体性肿块也可获得细胞学诊断。

肿瘤急症处理

一、名词解释

1. 白细胞减少性发热
2. 抗利尿激素分泌异常综合征(SIADH)
3. 病理性骨折
4. 休克

二、单项选择题

1. 明确上消化道大出血原因有效、可靠的方法是： ( )
A. 三腔管压迫试验　B. B型超声检查
C. 纤维内镜检查　D. 选择性腹腔动脉造影检查

2. 上消化道大出血休克时，首选的治疗措施是： ( )
A. 放置胃管，注入止血药物
B. 平卧位，下肢抬高并予吸氧
C. 紧急胃镜止血
D. 积极补充血容量

3. 有效循环血量一般不依赖于下列哪一项？ ( )
A. 充足的血容量　B. 通畅的微循环
C. 有效的心排出量　D. 良好的周围血管张力

4. 休克的治疗原则应除外的是： ( )
A. 尽早去除引起休克的原因　B. 尽快恢复有效血容量
C. 增加心脏功能　D. 及时应用血管收缩剂

三、多项选择题

55岁，男性，近1个月来出现进行性面部、颈部水肿，伴咳嗽、呼吸困难、声嘶和喘鸣，平卧或弯腰时上述症状加剧。查体：T 38.5℃，双锁骨上可及多枚肿大的淋巴结，融合成团。质硬，活动度差。两肺呼吸音清，未闻干湿啰音。胸部CT示：右肺占位，纵隔淋巴结肿大。

1. 根据患者的临床表现、辅助检查，可考虑的诊断是： ( )
A. 急性左心衰
B. 右肺癌伴上腔静脉综合征
C. 肺结核伴上腔静脉综合征

D. 右肺炎

E. 心肌梗死

2. 还需要进一步检查的是：（　　）

A. 胸部 X 线　　B. 锁骨上淋巴结活检

C. 头颅、上腹 CT　　D. 全身骨扫描

E. 腹腔镜

3. 患者锁骨上淋巴结活检病理报告为转移性腺癌，可采取的治疗方法有：（　　）

A. 控制液体及钠盐入量

B. 使用利尿剂和大剂量皮质类固醇

C. 针对原发疾病采用放疗和化疗

D. 上腔静脉支架植入术

E. 肺癌根治术

4. 患者在治疗中，突然出现持续性头痛，喷射状呕吐，需考虑的诊断为：（　　）

A. 肺癌脑转移　　B. 脑血管意外

C. 治疗的副作用　　D. 急性胃肠炎

E. 胃穿孔

5. 患者出现持续性头痛，喷射状呕吐，急需进行的检查是：（　　）

A. 头颅 CT　　B. 脑部 MRI

C. 胸部 X 线检查　　D. 全身骨扫描

E. 开颅探查

6. 针对上述症状，需采取的治疗措施是：（　　）

A. 脱水

B. 保持呼吸道通畅，吸氧以纠正脑水肿

C. 治疗原发疾病：放疗、化疗

D. 保持正确的体位：清醒者取半卧位减轻颅压，昏迷者侧卧以利口腔分泌物及呕吐物引流

E. 止吐、镇痛治疗

7. 治疗过程中出现双下肢瘫痪、大小便失禁需考虑的诊断是：（　　）

A. 肿瘤脑转移　　B. 肿瘤脊椎转移

C. 低钾血症　　D. 椎间盘突出

E. 肿瘤盆腔转移

8. 出现双下肢瘫痪、大小便失禁，需进行的检查是：（　　）

A. 脑部 CT 和 MRI　　B. 脊椎 MRI

C. 血液电解质检查　　D. 全身骨扫描
E. 超声检查

9. 全身骨扫描发现多发性骨转移，脊椎 MRI 发现 C_1、C_3 骨破坏，需采取的治疗方案是：（　　）
A. 使用激素和脱水剂　　B. 原发病治疗：放疗、化疗
C. 使用双膦酸盐　　D. 必要时作镇静止痛
E. 手术＋放疗

四、填空题

1. 弥散性血管内凝血（DIC）可分为________、________、________。

2. 弥散性血管内凝血（DIC）的治疗原则首先要设法去除________，消除所有________或________ DIC 的因素，如控制感染，纠正酸碱平衡，补充血容量。

3. 肿瘤病人白细胞减少症常由______、______、______等因素引起，并与______互为因果。

4. 当白细胞减少达Ⅱ度时可出现______、______、纳差、失眠，并容易发生______。

5. 恶性肿瘤是引起高钙血症最常见的原因之一，常见于：①____________；②____________；③____________。

6. 血钙 2.65～3.0 mmol/L 为轻度增高；________为中度增高；________可能引起高钙血症危象。

7. 肿瘤发生 SIADH 者多为______、________、________、结肠癌、前列腺癌、________、恶性淋巴瘤等。

8. 抗利尿激素分泌异常综合征的治疗主要是针对______治疗，纠正__________，抑制 ADH 分泌。

9. 病理性骨折最常见的原因是________。

10. 病理性骨折绝大多数发生于______、______和______，只有 20%左右见于肢端的长骨。

11. 休克根据病因可分为__________、__________和__________三种类型。

12. 根据微循环的变化，可以把休克分为以下三期：①____________；②____________；③____________。

五、问答题

1. 何谓肿瘤溶解综合征？

2. 试述上消化道出血急救原则。
3. 试述颅内高压救治方案。
4. 试述脊髓压迫症救治方案。
5. 试述上消化道出血的急救措施。
6. 简述上腔静脉综合征的治疗措施。
7. 试述弥散性血管内凝血的治疗措施。
8. 试述抑郁症诊断的必要条件及参考条件。

参考答案

一、名词解释

1. 白细胞减少性发热：外周血白细胞计数低于 $4.0\times10^9/L$，或中性粒细胞低于 $1.5\times10^9/L$ 时诊断为白细胞减少症。白细胞减少症患者体温超过38℃，常称白细胞减少性发热。

2. 抗利尿激素分泌异常综合征（SIADH）：是指各种原因使抗利尿激素在下视丘分泌过多，导致体内水分潴留、稀释性低钠血症及尿钠增多。

3. 病理性骨折：病变的骨骼（骨肿瘤、骨髓炎和骨结核等）因轻微外力或在正常活动中所发生的骨结构及其连续性的中断。

4. 休克：是指各种原因引起的有效循环血量明显下降，产生以微循环功能紊乱、组织灌注不足和器官功能障碍为主要病理生理特点的临床综合征。

二、单项选择题

1. C　**2.** D　**3.** B　**4.** D

三、多项选择题

1. BC　**2.** BCD　**3.** ABCD　**4.** AB　**5.** AB
6. ABCD　**7.** ABD　**8.** ABD　**9.** ABCD

四、填空题

1. 急性 DIC　亚急性 DIC　慢性 DIC
2. 原发病因　诱发　加重
3. 肿瘤　化疗　放疗　感染
4. 乏力　头晕　感染
5. 骨转移瘤　具有活性的内分泌激素及递质的肿瘤　血液系统肿瘤

6. 3.1～3.7 mmol/L　>3.7 mmol/L

7. 肺癌　支气管类癌　十二指肠癌　胰腺癌　胸腺癌　头颈部癌(答出其中 4 个)

8. 病因　低钠血症与水过多

9. 骨转移癌

10. 脊柱　肋骨　骨盆

11. 低血容量性休克(包括出血性休克)　心源性休克　血管功能性休克

12. 缺血性缺氧期(代偿期)　淤血性缺氧期(可逆性失代偿期)　休克的难治期(不可逆期)

五、问答题

1. 肿瘤溶解综合征是对化疗敏感的快速增长的恶性肿瘤,包括淋巴瘤、白血病和某些上皮来源的实体肿瘤,在接受大剂量化疗后,肿瘤细胞和对化疗药物敏感的正常组织细胞大量崩解,造成高氮质血症、高钾、高磷、高尿酸血症和低钙血症,常伴有血乳酸脱氢酶升高,导致电解质和酸碱平衡紊乱的一种临床综合征。

2. 上消化道出血的急救原则是一般治疗、抗休克治疗、止血治疗与预防感染相结合。

3. 颅内高压救治方案如下:

(1) 体位:清醒者取半卧位以减轻颅压,昏迷者侧卧以利口腔分泌物及呕吐物引流。

(2) 保持呼吸道通畅,吸氧以纠正脑水肿。

(3) 限制水、钠摄入。

(4) 头部降温。

(5) 脱水:20%甘露醇快速静脉滴注。

(6) 激素治疗。

(7) 治疗原发疾病:放疗、化疗、手术等。

4. 脊髓压迫症救治方案如下:

(1) 已知恶性肿瘤患者,一旦出现明确症状,及时静脉注入地塞米松治疗。

(2) 镇静止痛。

(3) 预防感染和褥疮。

(4) 支持疗法:维生素、高蛋白、高纤维饮食。

(5) 原发病治疗:放疗、化疗、手术等。

(6) 脊髓压迫缓慢发生时症状不典型,应提高警惕,尽早确诊。

(7) 搬动时宜小心谨慎,以免造成二次损伤。

5. 上消化道出血的急救措施:

(1) 一般治疗:就地治疗。保持呼吸道通畅,供氧(2~4 L/min),保暖,平卧或头胸部及下肢均抬高 30°,建立有效静脉通道,密切观察(如心电监护),给予镇静、止痛、禁食。胃出血者禁食时间应短;留置导尿及监测尿量,定期、定时检查血常规、生化、血气分析。

(2) 止血治疗

① 止血药物的应用:静脉用 H_2 受体拮抗剂、生长抑素(副作用小)、血管加压素、质子泵抑制剂以及其他药物。

② 内窥镜检查:出血部位的确定,再出血的判断,镜下治疗。

③ 三腔双气囊管。

④ 外科治疗:对不易控制、反复再出血、24 小时内需输血>6~8 血单位、持续出血>48 小时者给予外科治疗。

6. 上腔静脉综合征的一般治疗措施:① 卧床、头抬高、吸氧。② 限制液体及钠盐入量。③ 使用利尿剂:呋塞米 20~40 mg,静注或肌注。④ 大剂量皮质类固醇(一般用 3~5 天)。⑤ 适当使用止痛和镇静剂。⑥ 缺氧所致的高碳酸血症,常使血黏度增加,流动减慢,易形成血栓,可适当采用抗凝剂类药物。

同时,应针对原发疾病进行放疗、化疗等相关治疗。条件允许者可行上腔静脉支架植入术。

7. 弥散性血管内凝血的治疗措施:

(1) 抗血小板凝聚药物:通常使用的有双嘧达莫,低分子右旋糖酐可以补充血容量,又具有抗血栓作用。

(2) 肝素:在 DIC 治疗过程中,肝素应用越早越好,但进入纤溶阶段则禁忌使用。

(3) 抗纤维蛋白溶解剂:如 6-氨基己酸、氨甲苯酸等,此类药物仅在 DIC 后期,继发性纤溶显著亢进成为引起出血主要原因时,在适当足量肝素治疗下给予。

(4) 补充凝血因子:给予新鲜全血、新鲜冷冻血浆、浓缩纤维蛋白原制剂;血小板减少时可给予输注血小板悬液。

8. (1) 抑郁症诊断的必要条件

① 情绪压抑、郁闷、少言,对生活无兴趣,郁郁寡欢,自尊心下降,缺乏自信,怨天尤人。

② 对快乐的体验低于常人,也低于自己未患病时。

(2) 参考条件

① 睡眠障碍，乏力，疲劳，注意力难以集中。

② 纳差，进食无味，体重下降。

③ 对外界刺激反应迟钝，动作节奏变慢。

④ 有强烈的晚年落寞无助感。

⑤ 性欲低下或无性欲。

⑥ 请精神科或心理医师会诊，做“认知、情感量表”测定，将上述表现量化后作出诊断。

第三篇　基本技能

生命质量评价

一、多项选择题

生命质量又称：（　　）

A. 生活质量　　B. 生命价值

C. 生存质量　　D. 生命素质

E. 健康状态

二、判断题

生命质量的健康新概念不仅仅是在没有患病和衰弱的基础上构建的，而且是现代医学模式的体现。（　　）

三、填空题

肿瘤病人生命质量通常以一般状况评分(Performance Status，PS)或体能评分来表达，常用的评分方法有__________、__________、__________。

四、问答题

1. 什么是生命质量？
2. 详述卡氏评分标准。
3. 简述肿瘤病人 ZPS 评分或 ECOG 评分标准。
4. 日常生活状态是生存质量评分标准(我国 1990 年制订)中的一项重要内容，试述日常生活状态评分方法。

参考答案

一、多项选择题

ACD

二、判断题

正确

三、填空题

卡氏评分　ECOG 评分　生存质量评分标准(中国 1990 年制订)

四、问答题

1. 生命质量是在 WHO 提倡的健康新概念——“人们在躯体上、精神上及社会生活中处于一种完好的状态,而不仅仅是没有患病和衰弱”基础上建立起来的。1993 年 WHO 将其定义为:不同文化和价值体系中的个体,对与他们的目标、期望、标准以及所关心的事情有关的生存状况的体验。

2. 卡氏评分(Karnofsky's 评分,KPS 评分):

100 分——能进行正常活动,无症状和体征。

90 分——能进行正常活动,有轻微症状和体征。

80 分——勉强可进行正常活动,有一些症状和体征。

70 分——生活可自理,但不能维持正常生活或工作。

60 分——有时需人扶助,但大多数时间可自理。

50 分——常需人照料。

40 分——生活不能自理,需特殊照顾。

30 分——生活严重不能自理。

20 分——病重,需住院积极支持治疗。

10 分——病危,临近死亡。

0 分——死亡。

3. 肿瘤病人 ZPS 评分或 ECOG 评分基本内容如下:

0 分——能正常活动。

1 分——有症状,但几乎可完全正常活动。

2 分——有时卧床,但白天卧床时间不超过 50%。

3 分——需要卧床,白天卧床时间超过 50%。

4 分——卧床不起。

5 分——死亡

4. 日常生活状态主要以卧床和活动状态来判定,具体分为 5 级:① 卧床;② 能活动,多半时间需卧床;③ 能活动,有时卧床;④ 正常活动,不能工作;⑤ 正常活动和工作。

肿瘤病人体表面积计算、实体瘤的疗效评价

一、单项选择题

1. 实体瘤化疗后按 WHO 疗效评定标准为部分缓解(PR),其意义是指肿瘤缩小达到下列哪项标准?　(　　)

A. 肿块缩小 50%以上

B. 肿块缩小 50%以上,时间不少于 3 周

C. 肿块缩小 50%以上,时间不少于 4 周

D. 肿块缩小 75%以上,时间不少于 4 周

2. 实体瘤疗效的最终评价是指:　(　　)

A. 疗终评价

B. 治疗结束 4 周后的确认

C. 疗终评价+治疗结束 4 周后的确认

D. 治疗的客观评价

二、多项选择题

1. 肿瘤治疗总疗效评为 PD 是指有下列哪些情况?　(　　)

A. 任何部位有 PD

B. 出现新的病灶

C. 任何部位有 PD 或出现新的病灶

D. 非靶病灶有 PD

E. 病情稳定

2. 目前用来作为靶病灶疗效评估最可靠和重复性较好的方法是:　(　　)

A. 体检　　B. CT

C. B 超　　D. MRI

E. 病理检查

三、判断题

1. 肿瘤标志物能单独应用来评价疗效。　(　　)

2. RECIST 实体瘤疗效评价标准,是采用肿块两个最大垂径的乘积作为基线评判。　(　　)

3. 实体瘤化疗后复查达到 CR 或 PR 就能确定治疗的疗效。　(　　)

4. 实体瘤化疗后所有靶病灶复查达到 CR,但非靶病灶为 SD,也未见新病

灶，在评价总疗效时将使 CR 降为 PR。（　　）

四、填空题

RECIST 评价标准中，总疗效的评价能较全面反映实体瘤化疗后达到的效果，总疗效完全缓解(CR)的含义是：________________、________________、________________。

五、问答题

1. 何谓肿瘤化疗的最佳总疗效？
2. RECIST 实体瘤疗效评价标准中可测量病灶的含义是什么？
3. 实体瘤化疗后的疗效如何才能真正确定？
4. 实体瘤的疗效评价中肿瘤标志物的作用如何？
5. 详述实体瘤的 WHO 疗效评价标准。
6. 详述实体瘤的 RECIST 评价中，在实施治疗前基准状态下肿瘤病灶的分类。
7. 详述实体瘤 RECIS 评价中的病灶测量方法。
8. 详述实体瘤疗效评价中 RECIS 评价方法。
9. 实体瘤的疗效评价可按照 WHO 和 RECIST 两种评价标准进行，这两种评价标准在肿瘤测量上有何区别？
10. 肿瘤治疗缓解率和疾病控制率的区别在哪里？
11. 简述实体瘤疗效评价中不可测量病灶的含义。

参考答案

一、单项选择题

1. C　　**2.** C

二、多项选择题

1. ABCD　　**2.** BD

三、判断题

1. 错误。应为：总疗效的评价必须包括所有指标肿瘤标志物不能单独应用来评价疗效。

2. 错误。改为：RECIST 实体瘤评价标准采用所有靶病灶最长径之和进行基线评判。

3. 错误。改为：实体瘤化疗后复查达到 CR 或 PR 标准，须在其后不少于 4 周的时间内重新测定，并得到证实，才能最终确定疗效。

4. 正确

四、填空题

所有靶病灶消失　所有非靶病灶消失　肿瘤标志物恢复正常

五、问答题

1. 肿瘤化疗的最佳总疗效是指从治疗开始到疾病进展或复发之间所测量到的靶病灶最长径之和的最小值。

2. 可测量病灶的含义指至少在一个径线上可以精确测量的病灶（记录为最大直径）。常规检测条件下肿瘤最大径应＞20 mm，螺旋 CT 检测时肿瘤最大径应≥10 mm。

3. 要把实体瘤化疗后的疗效归类为 PR 或 CR，必须在肿瘤首次达到疗效评价标准后不少于 4 周的时间内重新测量，得到证实后疗效才能真正确定。

4. 肿瘤标志物不能单独用来评价疗效。但如果治疗前肿瘤标志物高于正常值上限，只有当所有肿瘤病灶消失，同时肿瘤标志物也降至正常值范围内，才能评价为临床完全缓解。

5. WHO 实体瘤疗效评价标准：

(1) 可测量的病变

完全缓解：可见的病变完全消失，超过 1 个月。

部分缓解：肿块缩小 50%以上，时间不少于 4 周。

无变化：肿块缩小不及 50%或增大未超过 25%。

进展：一个或多个病变增大 25%以上或出现新病变。

肿瘤变化采用双径测量或单径测量来评定：① 双径测量：单个病变：肿瘤面积（指肿块两个最大垂径的乘积）缩小≥50%。多个病变：多个肿块两个最大垂径乘积之和减少 50%以上。② 单径测量：线状肿块测得数值减少 50%以上。

(2) 不可测量的病变

CR：所有症状、体征完全消失至少 4 周。

PR：肿瘤大小估计减少≥50%至少 4 周。

NC：病情无明显变化至少 4 周，肿瘤大小估计增大不到 25%，减少不足 50%。

PD：新病灶出现或原有病变估计增大≥25%。

6. (1) 可测量病灶：至少在一个径线上可以精确测量的病灶（记录为最

大直径）。常规检测条件下肿瘤最大径应>20 mm，螺旋 CT 检测时肿瘤最大径应≥10 mm。

（2）不可测量病灶：包括小病灶（常规检测条件下最大径<20 mm，或螺旋 CT 检测时最大径<10 mm）和下述其他情况：骨骼病变，软脑膜病变，腹水，胸腔、心包腔积液，炎性乳癌，皮肤、肺淋巴管炎，未被证实或不能被影像学随访的腹部包块，囊性病变。

临床上具体应按下列不同病灶给予测量、观察和评价：① 靶病灶：可测量病灶（有可测量的最大径）均应视为靶病灶。如果一个器官内可测量病灶加起来多达 5 个或全身共有 10 个（应注明受累器官），都应在基线状态下进行测量和记录。靶病灶除病灶大小外，还要注意病灶是否能被准确地重复测定。② 非靶病灶：所有其他病灶（或病变部位），也需在基线状态时记录，但不要求对这些病变进行测量，只需在随访全过程中记录它们是存在或是消失。

7. 实体瘤 RECIS 评价中的病灶测量方法：

（1）临床检查：只有当病灶位于表浅部位时（皮肤结节和可摸到的淋巴结），并能被临床检测到，才能认为是可测量的。对皮肤病灶而言，推荐使用彩色照片来记录存档，照片中应有比例尺来测量病灶大小。

（2）X 线胸片：X 线胸片显示的位于肺实质中的边界清楚的病灶可以被接受为可测量的病变。

（3）CT 和 MRI：CT 和 MRI 是目前用来作为靶病灶疗效评估最可靠且重复性最好的方法。

（4）超声：对于表浅的淋巴结、皮下病灶、甲状腺结节，超声可作为可供选择的手段。用超声来证实临床判断表浅病灶完全消失是很有用的。但一般认为超声不宜作为肿瘤病灶客观疗效评价指标。

（5）肿瘤标志物：不能单独应用来评价疗效。但如果治疗前肿瘤标志物高于正常值上限，只有当所有肿瘤病灶消失后，同时肿瘤标志物也降至正常值范围内，才能评价临床完全缓解。

（6）细胞学和组织学：仅在少部分残留病灶、体腔积液病例中，细胞学和组织学技术可以用来区分部分缓解和完全缓解。

8. 实体瘤疗效评价中 RECIS 评价方法：

（1）基线状态评价：基线状态的所有靶病灶最长径之和（最大单径测定）作为评价肿瘤治疗疗效最主要的基础指标。

（2）靶病灶疗效评价标准：

完全缓解（CR）：所有靶病灶消失。

部分缓解（PR）：靶病灶最长径之和与基线状态比较，至少减少 30%，维持 4 周。

病变进展(PD)：靶病灶最长径之和与治疗开始之后所记录到的最小靶病灶最长径之和比较，增加 20%，或者出现一个或多个新病灶。

病变稳定(SD)：介于部分缓解和疾病进展之间。

(3) 非靶病灶的评价

完全缓解(CR)：所有非靶病灶消失和肿瘤标志物恢复正常。

未完全缓解/稳定(IR/SD)：存在一个或多个非靶病灶和(或)肿瘤标志物持续高于正常值。

疾病进展(PD)：出现一个或多个新病灶和(或)已有的非靶病灶明确进展。

(4) 总疗效的评价：最佳总疗效是指从治疗开始到疾病进展或复发之间所测量到的最小值。总疗效的确认组成见下表：

靶和非靶病灶疗效与新病灶所有可能组合时的总疗效

靶病灶	非靶病灶	新病灶	总疗效
CR	CR	无	CR
CR	IR/SD	无	PR
PR	非-PD	无	PR
SD	非-PD	无	SD
PD	任何	有/无	PD
Any	PD	有/无	PD
Any	任何	有	PD

(5) 把病人归类为 PR 或 CR，必须在肿瘤首次达到标准后不少于 4 周的时间内重新测定并得到证实。所以，疗效的最终评价应包括：疗终评价＋治疗结束 4 周后的确认。

9. 实体瘤疗效评价的 WHO 标准与 RECIST 标准的最大区别在于 WHO 评价标准对靶病灶采用双径测量，用肿块两个最大垂径的乘积来评定，仅在线状肿块采用单径测量，而 RECIST 评价标准对靶病灶采用单径测量，用肿块最大直径来评定。

10. 肿瘤治疗缓解率是指经治疗后获得完全缓解和部分缓解的病例数占整个可评价例数的百分比。疾病控制率是指经治疗后获得缓解和病变稳定的病例数占整个可评价例数的百分比。故两者的区别在于疾病控制率将病变稳定病例计入在内，百分比增高。

11. 不可测量病灶包括小病灶(常规检测条件下最大径小于 20 mm，或螺旋 CT 检测时最大径小于 10 mm)和下述其他情况：骨骼病变，软脑膜病变，腹水，胸腔、心包腔积液，炎性乳癌，皮肤、肺淋巴管炎，未被证实或不能被影像学随访的腹部包块，囊性病变。

生存时间评价

一、单项选择题

疾病进展时间是指：　　　　　　　　　　　　　　　　　　（　　）

A. 从患病之日起至死亡或末次随诊之日为止的时间

B. 从化疗开始之日起至死亡或末次随诊之日为止的时间

C. 完全缓解患者从开始治疗至开始复发或死亡的时间

D. 从治疗开始到病情进展的时间

二、问答题

什么是 TTP、MST、PFS？

参 考 答 案

一、单项选择题

D

二、问答题

疾病进展时间（time to progress，TTP）：是指从治疗开始到病情进展的时间。

中位生存时间（median survival time，MST）：是按生存时间数值大小排列的变量中居中的数值。

无复发生存率（progression free survival，PFS）：是指完全缓解患者从开始治疗至开始复发或死亡的时间占观察例数的百分比。

实体瘤化疗不良反应的分级标准、化疗常见不良反应的处理

一、单项选择题

骨髓抑制是肿瘤化疗最常见的毒副反应，其中Ⅳ度白细胞（$\times 10^9/L$）下降、粒细胞（$\times 10^9/L$）减少是指出现下列哪种情形？（　　）

A. 白细胞 1.0～1.9，粒细胞 1.0～1.4

B. 白细胞<1.0，粒细胞<0.5

C. 白细胞 2.0～2.9，粒细胞<0.5

D. 白细胞<1.0，粒细胞 0.5～0.9

二、填空题

1. 化疗不良反应中以消化道症状，如恶心、呕吐、腹泻，以及骨髓抑制，如白细胞减少、血小板下降、脱发等最为常见。除此之外，还需要重视________、________、________、________、________。

2. 严重白细胞下降处理要点有：________、________、________、________。

3. 化疗中正确使用止吐药，临床上应区分以下 3 种情况：________、________、________选择用药。

三、问答题

1. 如何预防和处理化疗引起的心脏毒性反应？

2. 如何预防和处理化疗引起的骨髓抑制？

3. 如何预防和处理化疗引起的恶心呕吐？

4. 如何预防和处理化疗引起的腹泻？

5. 如何预防和处理化疗引起的便秘？

6. 如何预防和处理化疗引起的末梢神经炎？

7. 哪些化疗药物会引起过敏？

8. 如何预防和处理化疗药物引起的过敏？

9. 如何预防和处理化疗病人的口腔溃疡？

10. 如何预防和处理化疗病人的肾脏功能损害？

11. 蒽环类抗肿瘤药物所致心脏毒性的主要临床表现为心肌损害。简述临床

如何掌握 ADM 的使用剂量。

12. 如何预防和处理化疗病人的肝脏功能损害？

13. 化疗药物引起的静脉炎有几种类型？如何分级？

14. 如何预防和处理化疗药物引起的静脉炎？

15. 紫杉类药物给药前常用的预防和减轻过敏反应的预处理方案是什么？

参考答案

一、单项选择题

B

二、填空题

1. 化疗药物的限制性毒性　对器官的特殊副作用　必需的相关检查　做好临床预处理和病人临床教育　严格掌握药物使用适应证

2. 给予 G-CSF　使用有效抗生素　成分输血　无菌隔离

3. 预期性呕吐　接受高、中度致吐化疗药物者　接受轻度致吐药物者

三、问答题

1. 化疗引起心脏毒性反应的预防和处理措施包括：

(1) 用药期间及用药后应密切观察，注意患者有无心慌、气短、胸闷、喘憋等症状，随时监测心率、心电图等变化，及时发现心脏毒性。

(2) 限制 ADM 的累积剂量在 450～550 mg/m^2，如与 VCR、BLM、CTX 合并使用或联合纵隔放疗，应减量到 300～450 mg/m^2。

(3) 与洋地黄并用可提高使用 ADM 的安全性。

(4) 延长 ADM 的滴注时间也可降低心脏毒性。

(5) 如 LVEF 下降值超过 15%或绝对值小于 50%，需停用阿霉素等蒽环类药物。

(6) 给予心肌营养药，如肌苷、维生素 E、二磷酸果糖等；持续低流量吸氧，缓解心肌供氧不足。

(7) 如出现心律失常，给予维拉帕米、胺碘酮。

(8) 如出现心力衰竭，给予洋地黄强心药、能量合剂、利尿药及低钠饮食并嘱卧床休息。

2. 化疗引起骨髓抑制的预防和处理措施包括：

(1) 加强监控：化疗过程中和间歇阶段，至少每周检查一次血常规，根据

外周血象水平在有效药物剂量范围内进行调整。

(2) 纠正贫血:贫血症状明显、重度贫血或贫血发生迅速者应绝对卧床休息,必要时输注红细胞成分血或促红细胞生成素,补充铁剂纠正贫血,注意观察病人有无输血反应。

(3) 白细胞下降的处理:白细胞在(3.5～4.0)×10^9/L 时口服升白药物;白细胞低于 3.0×10^9/L 时给予 G-CSF;注意预防感染,有感染迹象时使用有效抗生素。必要时给予成分输血,病人进行无菌隔离。

(4) 血小板下降的处理:血小板低于 80×10^9/L 时,皮下注射血小板生成因子或静脉输注新鲜血小板。

(5) 控制感染:① 口腔清洁每日 3 次。② 注意肛门、外阴部的清洁。③ 当WBC<1.0×10^9/L 时注意保护性隔离,防止交叉感染。④ 必要时注射粒细胞集落刺激因子。⑤ 必要时给予抗生素预防感染。

(6) 出血的处理:一旦有出血症状应及时处理,给予止血药物。

3. 化疗中恶心呕吐的预防和处理措施包括:

(1) 心理疏导。

(2) 减少不良刺激。

(3) 饮食调理。

(4) 正确使用止吐药。

(5) 掌握好化疗药物给药时间:静脉化疗于餐后 3～4 小时用药较适宜。睡眠中给药亦可预防化疗所致呕吐。口服给药者宜餐后服用,减少药物对胃黏膜的刺激。

(6) 维持水、电解质平衡。必要时给予补液或肠外营养,预防电解质、酸碱平衡紊乱。

4. 化疗引起腹泻的预防和处理措施包括:

(1) 每日腹泻超过 5 次或出现血性腹泻时应立即停止化疗,并及时对症处理。

(2) 腹泻较轻者停止化疗或应用止泻药,即可使腹泻停止。

(3) 腹泻次数较多或年老体弱患者需要补充足够的能量,维持水及电解质平衡,尤其要防止低钾血症的发生。

(4) 大便培养阳性者应予抗感染治疗,主要是针对大肠杆菌感染。

(5) 由 5-FU、CPT-11、HCPT 导致的腹泻可能会引起严重并发症,应积极治疗。

5. 化疗引起便秘的预防和处理措施包括:

(1) 多食富含纤维素食物,有助于软化粪便。

(2) 进行适当的运动,有助于胃肠道蠕动。

(3) 适当补充液体,防止呕吐和腹泻所致的脱水。

(4) 对于有便秘史的患者应用长春碱类化疗药或(和)合并应用 5-HT_3 受体拮抗剂,可预防性应用粪便软化剂或缓泻剂,如酚酞、番泻叶、开塞露等。

6. 神经系统毒性反应在含草酸铂和紫杉类药物治疗的方案中常见,表现为肢端麻木、针刺样疼痛、肌肉痉挛等,重者致喉痉挛,危及生命。防治措施:

(1) 采用水化、利尿等措施,促进药物排泄。

(2) 应用 B 族维生素、吡拉西坦及氨磷汀等防治药物。

(3) 调整化疗药物的剂量。

7. 多数抗肿瘤药物可引起过敏反应,但引起过敏反应发生率达 5%的药物仅占极少数。目前临床使用的较易发生过敏反应的药物有紫杉类药物和吉西他滨等。其中紫杉醇过敏反应频繁,为治疗限制性毒性。其主要临床表现为典型的Ⅰ型过敏反应,包括支气管痉挛、喘鸣、瘙痒、皮疹、低血压等。

8. 化疗药物引起过敏的预防和处理措施包括:

(1) 化疗前做好预防措施,随时准备好抗过敏药等抢救药物。紫杉类药物给药前给予皮质类固醇激素和抗组胺药可预防或减轻过敏反应的发生。常用的治疗前用药方案为地塞米松片 7.5 mg,分别于给药前 12 小时和 6 小时口服;西咪替丁 300 mg+生理盐水 250 ml,于给药前 30 min 静滴;异丙嗪 25 mg,给药前肌注。

(2) 化疗时出现轻度过敏症状,如潮红、皮肤反应,一般不需中断用药,对症处理即可。若出现严重过敏反应,应及时停药就地抢救,联合应用 H_1、H_2 受体拮抗剂及糖皮质激素、升压药或支气管扩张药等。

9. 化疗病人口腔溃疡的预防和处理措施包括:

(1) 预防为主。在未发生溃疡时,应对病人进行常规口腔 pH 值测试,根据 pH 值选择合适的漱口液进行口腔护理。

(2) 观察口腔黏膜情况,局部可用西瓜霜涂于患处,含服或含漱口洁灵、维斯克,含服食道合剂。发生真菌感染时应口服制霉菌素、4%碳酸氢钠或 5%双氧水清洁口腔。

(3) 大面积溃疡者(口腔溃疡和食管溃疡)应禁食,应用全肠外营养。疼痛剧烈者可酌情使用局麻药止痛,以 1%利多卡因含漱。

(4) 注意观察体温变化,早期发现感染,早期治疗。

10. 化疗病人肾脏功能损害的预防和处理包括:

(1) 化疗前评估患者的肾功能。

(2) 对有多年高血压、糖尿病的老年患者,慎用或减量使用肾毒性强的化疗药。

(3) 使用 DDP 等肾毒性强的药物时,应水化治疗。

(4) 使用MTX前一天水化、碱化尿液(pH>7.4)至化疗结束后3天，同时监测血药浓度。

(5) 对于负荷较大、化疗敏感的肿瘤进行大剂量化疗时，同时合用促进尿酸排泄的药物。

(6) 一旦发现肾功能异常，建议使用利尿剂的同时合用肾血管扩张剂、抗氧化剂、碱性药物，保持尿液呈碱性且每日尿量大于3 000 ml。

11. 为预防和减少蒽环类抗肿瘤药物所致心脏毒性反应的发生，临床上应将ADM的累积剂量限制在450～550 mg/m^2，如与VCR、BLM、CTX合并使用或联合纵隔放疗，应减量到300～450 mg/m^2。

12. 化疗病人肝脏功能损害的预防和处理措施包括：

(1) 化疗前评估患者的肝功能，了解既往有无肝炎病史。

(2) 严格掌握化疗的禁忌证和适应证，定期复查肝功能。

(3) 出现轻度肝功能损害，及时予以保肝治疗，适时调整药物剂量。

(4) 出现中、重度肝功能损害，应予停止化疗并行保肝治疗和对症处理。

13. 化疗药物引起的静脉炎是由于药物刺激或外漏所致，按病情轻重归为红肿型、硬结型、坏死型和闭锁型四类。Ⅰ度为红肿型：沿静脉走向呈现皮肤红肿、疼痛、触痛；Ⅱ度为硬结型：沿给药静脉局部疼痛、触痛、静脉变硬触之有条索感；Ⅲ度为坏死型：沿血管周围有较大范围肿胀，形成瘀斑至皮肤层；Ⅳ度为闭锁型：静脉不通并机化。

14. 化疗药物引起静脉炎的预防和处理措施包括：

(1) 选择四肢较粗直静脉，并避免反复静脉穿刺。

(2) 一旦药物外漏即应停止用药，用0.25%普鲁卡因1 ml作局部环形封闭。

(3) Ⅰ～Ⅱ度静脉炎经短期热敷即可消退，Ⅲ～Ⅳ度静脉炎可用50%硫酸镁局部湿敷。

15. 紫杉类药物给药前给予皮质类固醇激素和抗组胺药可预防或减轻过敏反应的发生。其常规用药方案为：地塞米松片7.5 mg，分别于给药前12小时和6小时口服；西咪替丁300 mg+生理盐水250 ml，于给药前30 min静滴；异丙嗪25 mg，给药前肌注。

大剂量顺铂化疗处理

一、多项选择题

大剂量顺铂化疗用药期间利尿措施采用下列哪些方法：（　　）

A. 多饮水　　B. 应用呋塞米　　C. 应用氨体舒通

D. 应用甘露醇　　E. 大量输液

二、填空题

1. 临床上对________、________、________、________、________________的患者应慎用或不采用大剂量顺铂化疗。

2. 大剂量顺铂化疗用药期间应给予__________、__________、__________。

三、问答题

1. 大剂量顺铂化疗的适应证和禁忌证。

2. 试述大剂量顺铂化疗的操作要点。

3. 试述大剂量顺铂化疗的注意事项。

参考答案

一、多项选择题

BD

二、填空题

1. 年龄大　血管硬化　肾功能差　有听力障碍　对化疗消化道反应缺乏耐受

2. 水化　利尿措施　补充电解质

三、问答题

1. 实体瘤化疗中需要使用顺铂者均可采用大剂量顺铂化疗。但对年龄大、血管硬化、肾功能差和有听力障碍及对化疗消化道反应缺乏耐受性的患者应慎用或不用大剂量顺铂化疗。

2. 大剂量顺铂化疗的操作要点为：

(1) 顺铂溶于生理盐水或3%氯化钠200 ml中静滴，并采用水化与甘露醇、呋塞米利尿的方法，以减轻肾脏毒性。

(2) 一般在应用大剂量DDP之前先补液(生理盐水或5%葡萄糖盐水注射液)1 000～2 000 ml，加10%氯化钾20 ml。DDP之后继续输液5 000 ml(每1 000 ml液体给氯化钾20 mmol)。输液从DDP给药之前12小时开始，持续到DDP滴完后24小时为止。

(3) 为促进利尿，输注DDP之前先快速静滴20%甘露醇125 ml，DDP之后再给予20%甘露醇125 ml快速静滴，并根据尿量适当使用呋塞米。

(4) 此疗法每3周一次，可重复3～4次。

3. 大剂量顺铂化疗注意事项：

(1) 治疗中注意复查血清尿素氮、肌酐，有以下情况者禁用或停用本品：① 早期肾脏毒性，如尿中白细胞10个/高倍镜视野、红细胞或管型5个/高倍镜视野以上者。② 血清肌酐超过186～351 mmol/L者。③ 有肾脏疾患史、肾功能不良的病人。

(2) 用药期间应给予水化、利尿措施，补充电解质。

(3) 应密切观察有无液体超负荷的病症，并及时处理。

大剂量甲氨蝶呤化疗处理

一、单项选择题

1. 所谓大剂量 MTX 化疗是指每次用量：（　　）

A. 在 30 mg/kg 或 1 g/m² 以上

B. 在 20 mg/kg 或 2 g/m² 以上

C. 在 20 mg/kg 或 1 g/m² 以上

D. 在 50 mg/kg 或 2 g/m² 以上

2. 大剂量 MTX 化疗中，为保证药物迅速从体内排出，用药当天及前后各一天应补充电解质、水及碳酸氢钠，应做到：（　　）

A. 每日尿量在 3 000 ml 以上，pH 保持在 5.5 以上

B. 每日尿量在 2 500 ml 以上，pH 保持在 6.5 以上

C. 每日尿量在 3 000 ml 以上，pH 保持在 6.5 以上

D. 每日尿量在 2 500 ml 以上，pH 保持在 5.5 以上

二、判断题

大剂量 MTX 化疗由于血药浓度的提高，使其能够通过血脑、血生精小管屏障，并容易扩散到血运较差的实体瘤中。（　　）

三、填空题

在使用大剂量甲氨蝶呤化疗时必须给予________、________等辅助治疗措施，同时在大剂量滴注结束后必须用________解救病人。

四、问答题

1. 试述大剂量甲氨蝶呤(MTX)化疗的适应证。

2. 简述大剂量 MTX 化疗滴完后 CF 解救时间和用法。

3. 叙述大剂量 MTX 化疗的操作要点。

4. 叙述大剂量 MTX 化疗的注意事项。

参考答案

一、单项选择题

1. C　　**2.** C

二、判断题

正确

三、填空题

水化　碱化　CF(甲酰四氢叶酸)

四、问答题

1. 大剂量 MTX 化疗主要适用于骨肉瘤、恶性淋巴瘤、淋巴细胞白血病等化疗，对头颈部鳞癌、肺癌、乳腺癌、横纹肌肉瘤等常规治疗耐药的病例也可采用。

2. 大剂量 MTX 化疗，应在化疗药液滴完后 3～6 小时开始应用 CF(甲酰四氢叶酸)，用量和用法为 6～12 mg 肌注(或口服)，每 6 小时一次，共 12 次。

3. 所谓大剂量 MTX 化疗是指每次用量在 20 mg/kg 或 1 g/m^2 以上。在使用时必须给予水化、碱化等辅助治疗措施，同时在大剂量滴注结束后必须用 CF 解救病人。一般本药用量为 1～5 g，溶于 5%葡萄糖注射液 500～1 000 ml 中，静脉点滴 4～6 小时，滴完后 3～6 小时开始应用 CF，6～12 mg 肌注(或口服)，每 6 小时一次，共 12 次。最好监测 MTX 血药浓度，及时调整 CF 用量。为保证药物迅速从体内排出，用药当天及前后各一天应补充电解质、水及碳酸氢钠，使每日尿量在 3 000 ml 以上，pH 保持在 6.5 以上。

4. 大剂量 MTX 化疗的注意事项如下：

(1) 妊娠早期使用可致畸胎，孕妇禁用。

(2) 心、肝、肾功能不全病人禁用。

(3) 应注意补液、碱化尿液以及 CF 的应用。

(4) 有条件时应监测体内药物浓度，及时调整 CF 解救剂量。

癌症疼痛处理和心肺脑复苏

一、单项选择题

1. 以下哪项不符合癌痛的三阶梯用药原则？ ( )

A. 阶梯给药 B. 按需给药

C. 口服给药 D. 用药个体化

2. 在下列药物中，哪项不是癌痛治疗常用的弱阿片类药物？ ( )

A. 可待因 B. 右旋丙氧酚复方片

C. 曲马朵 D. 芬太尼

3. 以下镇痛作用最强的药物是： ( )

A. 芬太尼 B. 吗啡

C. 二氢埃托啡 D. 布桂嗪

4. 关于口对口人工呼吸，下列哪项错误？ ( )

A. 最适合于现场复苏

B. 首先必须保证呼吸道通畅

C. 操作者深吸一口气，对准病人口部呼出

D. 吹气时捏紧病人鼻孔

5. 当病人神志消失，诊断心跳停止的指标是： ( )

A. 呼吸停止 B. 大动脉无搏动

C. 脉搏扪不清 D. 血压测不到

6. 关于后期心肺复苏的药物治疗，下列哪项错误？ ( )

A. 首选肾上腺素

B. 阿托品适用于严重窦性心动过缓者

C. 利多卡因是治疗室性心律失常的有效药物

D. 碳酸氢钠是纠正代谢性酸中毒的主要药物，所有复苏病人应早期使用

7. 充血性心力衰竭不宜应用的药物是： ( )

A. 甘露醇 B. 氨苯喋啶

C. 氢氯噻嗪 D. 乙酰唑胺

8. 患者，男，30 岁，左胸部被刺当即倒地，急送入院。查体：血压测不到，昏迷，躁动，面色苍白，颈静脉怒张，左锁骨中线第 4 肋间有一刀口长约 3 cm。诊断可考虑为： ( )

A. 失血性休克 B. 张力性气胸

C. 神经源性休克 D. 心源性休克

9. 男，34 岁，上消化道大出血，经输血输液后测中心静脉压为 22 cm H_2O，血压 70/50 mmHg。应考虑为： （ ）

A. 容量血管过度扩张　　B. 肺功能不全

C. 心功能不全　　D. 急性肾功能不全

10. 男，45 岁，因急性坏死性胰腺炎入院。入院后给予输血等治疗，当输入 200 ml 鲜血时，病人出现荨麻疹，全身瘙痒。应采取的治疗措施是：（ ）

A. 减慢输血速度　　B. 快速输血

C. 暂停输血和使用抗组胺药物

D. 利尿

11. 共用题干：

A. 吲哚美辛（消炎痛）　　B. 硬膜外注射小剂量吗啡

C. 艾司唑仑（舒乐安定）　　D. 卡马西平

E. 阿米替林

（1）晚期肺癌病人出现癌性疼痛，治疗该病人疼痛第一步选用何种药物？ （ ）

（2）女，49 岁，诊断为子宫颈癌，在硬膜外麻醉下施行全子宫切除术，最好采用哪种方法解除术后疼痛？ （ ）

12. 患者，男，60 岁，右下腹痛 2 天伴呕吐，未经任何治疗，体温 35℃，脉搏 120 次/分，血压 80/50 mmHg，神志不清，烦躁不安，全腹压痛、反跳痛，四肢冰冷，青紫呈花斑，发绀，尿量平均 <25 ml/h。3 年前有陈旧性心肌梗死史。

（1）该病人首先考虑的是： （ ）

A. 中度感染性休克　　B. 心源性休克

C. 重度感染性休克　　D. 重度低血容量休克

（2）为尽快确诊，进行检查不应考虑的是： （ ）

A. 冠状动脉造影　　B. 心电图

C. 动脉血气分析　　D. 血常规

（3）治疗原则应是： （ ）

A. 不宜手术

B. 立即手术

C. 纠正休克同时及早手术

D. 抗生素控制感染后择期手术

13. 抢救重度支气管哮喘以下哪项是错误的？ （ ）

A. 静脉补液　　B. 氧气吸入

C. 注射强心剂　　D. 静脉滴注氨茶碱

二、多项选择题

1. 4 岁患儿,体重 15 kg,因肠套叠呕吐 7 天入院。患儿呼吸深而快,40 次/分,血压 90/50 mmHg。急症手术,术中突发室颤,拟行胸外电除颤。

(1) 下列措施正确的是: ( )

A. 首先保证呼吸通畅,保证供氧

B. 如 EKG 为细颤应将其转为粗颤

C. 尽量纠正酸中毒

D. 两电极板分别置于胸骨左右缘第 4 肋间

E. 应在呼气末放电

(2) 本例首次除颤所需电能错误的是: ( )

A. 100 J　　B. 50 J

C. 30 J　　D. 150 J

E. 40 J

2. 关于胸外心脏按压,下列说法哪些是正确的? ( )

A. 按压部位为剑突上 4～5 cm 处,即胸骨中下 1/3 交接处

B. 正确操作时,动脉压可达 60～70 mmHg

C. 按压频率成人为 100 次/分

D. 按压幅度为使胸骨下陷 6 cm 以上

E. 操作者两臂伸直,凭自身重力垂直向胸骨加压

3. 男,30 岁,因车祸急诊入院。来院时面色苍白、皮肤湿冷,耻骨联合及右大腿根部见大片皮肤青紫淤斑,血压 75/50 mmHg,脉率 116 次/分。此时首选哪些治疗措施? ( )

A. 建立输液通路　　B. 迅速输血

C. 大腿根部热敷　　D. 留置导尿,观察尿量

E. 吸氧

4. 阿片戒断引起的自主神经系统症状有: ( )

A. 大汗淋漓　　B. 流泪流涕

C. 腹泻　　D. 胃肠绞痛

E. 瞳孔散大

三、判断题

1. 阿片类药物引起的精神错乱主要见于老年人及肾功能不全患者。( )

2. 临床上根据神志突然消失、呼吸停止、瞳孔散大即可明确心跳、呼吸骤停的诊断。 ( )

3. 感染性休克中的内毒素休克是由革兰阴性菌引起的休克。 （ ）

四、填空题

1. 癌痛三阶梯止痛治疗法，第一阶段为非阿片类药，首选非甾体类抗炎药________；第二阶段为弱阿片类药，代表药物是________；最后为强阿片类药，用于剧痛病人，代表药物是________。
2. 控制癌痛方法分为：____________、____________、____________、__________及__________。
3. 姑息性放射治疗骨转移癌的作用：______________、______________。
4. 阿片类药物的不良反应有__________、__________、__________、__________、__________、__________等。
5. 常用的癌痛治疗的辅助用药有________、________、________。
6. 根据休克微循环的变化，可以把休克分为______________、______________、______________三期。
7. 心肺复苏术中 ABCDEF 分别代表的具体意义是：________、________、________、________、________、________。
8. 癌痛的病因治疗包括：________、________、________、________。

五、问答题

1. 何谓 NRS(疼痛评估数字分级法)？
2. 何谓休克？
3. 简述心源性休克的治疗原则。
4. 简述癌症疼痛的分类。
5. 试述脑复苏的主要措施。
6. 试述癌症疼痛药物治疗的基本原则。
7. 试述过敏性休克的治疗原则。

参考答案

一、单项选择题

1. B　**2.** D　**3.** C　**4.** C　**5.** B　**6.** D　**7.** A　**8.** D
9. C　**10.** C　**11.** (1) A　(2) B　**12.** (1) C　(2) A　(3) D
13. C

二、多项选择题

1.（1）ABCE （2）ABDE **2.** ACE **3.** ABDE **4.** ABCDE

三、判断题

1. 正确

2. 错误。改为：临床根据神志突然消失、呼吸停止、大动脉搏动消失明确心跳、呼吸骤停的诊断。

3. 正确

四、填空题

1. 阿司匹林 可待因 吗啡

2. 病因治疗 药物镇痛治疗 非药物治疗 神经阻滞疗法 神经外科治疗

3. 控制疼痛 降低发生病理性骨折的危险

4. 便秘 恶心呕吐 嗜睡及过度镇静 尿潴留 眩晕 精神错乱 皮肤瘙痒 呼吸抑制(答出其中任意 6 个即可)

5. 皮质类固醇 抗惊厥药 三环类抗抑郁药

6. 缺血缺氧期(代偿期) 淤血缺氧期(可逆性失代偿期) 休克的难治期(不可逆期)

7. Airway Breathing Circulation Drugs ECG Defibrillation 或：清理通畅呼吸道 呼吸支持 循环支持 药物治疗 心电监测 电除颤

8. 手术治疗 放射治疗 化疗 针对其他病因治疗

五、问答题

1. NRS 即用 0～10 代表不同程度的疼痛，0 为无痛，10 为剧痛，让患者自己圈出一个最能代表自身疼痛程度的数字，用作临床疼痛的评估。

2. 休克是指各种原因引起的有效循环血量明显下降，产生以微循环功能紊乱、组织灌注不足和器官功能障碍为主要病理生理特点的临床综合征，如得不到及时处理会导致器官功能衰竭，最终导致机体死亡。

3. 心源性休克的治疗原则：① 宜用正性肌力药物改善心功能；② 调整前负荷；③ 降低后负荷。

4. 癌症疼痛的分类：① 肿瘤侵犯所致的疼痛；② 抗肿瘤治疗所致的疼痛；③ 与肿瘤相关的疼痛；④ 非肿瘤或治疗所致的疼痛。

5. 脑复苏的主要措施有：① 加强氧供；维持循环呼吸功能；降低颅内压：脱水利尿；改善微循环。② 降低氧耗；低温；镇静、抗惊厥。③ 脑保护；激素、钙通道阻滞剂、自由基清除剂、兴奋性神经介质拮抗剂等的应用。

6. 癌症疼痛药物治疗的基本原则：

（1）首选无创途径给药，主要为经口给药、芬太尼透皮贴剂和直肠内给药。

（2）按阶梯给药：非阿片类、弱阿片类、强阿片类药。

（3）按时给药。

（4）个体化给药。

（5）注意具体细节处理。

7. 过敏性休克的治疗原则：

（1）紧急复苏时可采用肾上腺素皮下或肌内注射，必要时可重复，吸氧，头低位。

（2）积极抗休克治疗。

（3）停用一切可疑的致敏物质。

（4）应用抗组胺类药物如苯海拉明等。

（5）维持呼吸道通畅，如有支气管痉挛应使用解痉药如皮质激素等。

（6）为预防过敏反应发生，对可疑药物使用前应做过敏试验。

腔静脉置管术

一、单项选择题

1. 以下哪一项不是腔静脉穿刺的常用置管途径？（　　）

A. 锁骨下静脉　　B. 颈外静脉

C. 颈内静脉　　D. 股静脉

2. 行股静脉穿刺置管时，其穿刺点定位为股动脉搏动的什么位置？（　　）

A. 内侧 0.5～1 cm　　B. 内侧 2.0～2.5 cm

C. 外侧 0.5～1 cm　　D. 外侧 2.0～2.5 cm

二、问答题

1. 试述腔静脉置管术的置管途径。

2. 腔静脉穿刺置管术的适应证有哪些？

参 考 答 案

一、单项选择题

1. B　　**2.** A

二、问答题

1. 腔静脉置管术的置管途径主要包括锁骨下静脉、颈内静脉、股静脉、经外周行中心静脉(PICC)穿刺置管术。

2. 腔静脉穿刺置管术的适应证：

(1) 需长期输液而外周静脉穿刺困难或禁忌使用者。

(2) 强刺激性化疗药需经静脉给药者。

(3) 胃肠外营养支持。

(4) 病情不稳定、急救等需随时用药及测量中心静脉压者。

(5) 需心导管造影、放置心内起搏器及急诊血透者。

减瘤术

一、单项选择题

下列哪一项不是减瘤术的适应证？　　　　（　　）

A. 晚期肺癌　　　　B. 软组织肿瘤

C. Burkitt 淋巴瘤　　　　D. 某些消化道肿瘤

二、问答题

1. 试述减瘤术的临床意义。

2. 试述减瘤术的操作方法(以卵巢癌为例)。

3. 试述减瘤术的注意事项。

参考答案

一、单项选择题

A

二、问答题

1. 减瘤术的临床意义：

(1) 为其他治疗创造条件或提高疗效。

(2) 减少肿瘤产生耐药性的机会。

(3) 提高术后残留肿瘤对化疗的敏感性。

(4) 改善病人的生活质量。

2. 减瘤术操作如下(以卵巢癌为例)：

(1) 麻醉和体位：全身麻醉，平卧位。

(2) 切口：应足够大，保证操作的顺利完成。腹腔肿瘤常采用中下腹或剑突下至耻骨联合的纵切口。

(3) 探查和评估：应常规进行全面详细的探查，遵循无瘤技术原则，从远到近，认真评估手术难度和范围，制定可行的手术操作方案。

(4) 肿瘤切除操作：行原发病灶和相邻组织或器官的切除，力求切除原发病灶；最大限度地切除种植或转移灶；根据残留病灶决定是否进行区域淋巴结切除；最大限度地使肿瘤残留病灶小于 2 cm。

3. 减瘤术的注意事项如下：

(1) 做好充分的术前准备，包括制定整体的治疗方案。

(2) 操作者应有充分的耐心。

(3) 加强术后管理，进行必要的支持治疗。

(4) 选用科学合理的治疗方法进行后续抗肿瘤治疗。

肿瘤组织活检术

一、单项选择题

1. 某女，35岁，发现右侧颈部肿大淋巴结7年，包膜完整，活动度好。采取下列哪一种活检方法最为合适？（ ）

A. 穿刺针吸细胞学检查　　B. 穿刺吸取活组织检查

C. 切取活检　　D. 切除活检

2. 作肿块切除活检，一般要求切缘至少距肿块边缘多大距离？（ ）

A. 0.5 cm左右　　B. 1.0 cm左右

C. 1.5 cm左右　　D. 2.0 cm左右

3. 下列哪一项不是鼻咽部活检术的适应证？（ ）

A. 鼻咽部息肉　　B. 鼻咽癌

C. 鼻咽慢性感染　　D. 血管瘤

二、问答题

试述头颈部肿瘤常用的活检方法及注意事项。

参考答案

一、单项选择题

1. D　**2.** B　**3.** D

二、问答题

头颈部肿瘤常用的活检方法有：

(1) 穿刺活检：包括穿刺针吸细胞学检查、穿刺吸取活组织检查。

(2) 钳取活检：适用于暴露部位、溃破和外生的肿物。

(3) 切取活检和切除活检。

注意事项如下：

(1) 应根据肿瘤大小、部位和性质选择合理的活检方法。

(2) 手术操作应严格遵循无菌术和无瘤技术原则。

(3) 术后应尽快明确肿瘤性质，进行相应治疗。

介入常用技术

一、单项选择题

在肝癌介入治疗中，下列哪一项技术不会用到？（ ）

A. seldinger 技术与改良 seldinger 技术

B. 灌注术　　C. 栓塞术

D. 成形术

二、问答题

何谓药盒（输液港）植入术？

参 考 答 案

一、单项选择题

D

二、问答题

药盒（输液港）植入术是指将药盒埋植于皮下，和留置在靶血管内的留置导管连接，为周期性和规律性治疗建立通道。

放疗照射技术

一、单项选择题

1. 鼻咽癌根治性放射治疗后最严重的后遗症是：（　　）

A. 口干　　B. 听力减退

C. 后组颅神经损伤　　D. 涕多

2. 乳癌根治术后，照射内乳淋巴结区的严重副作用为：（　　）

A. 骨髓抑制　　B. 增加心血管病死亡率

C. 致癌　　D. 放射性肺炎

3. 食道中段癌外照射首选哪种治疗机：（　　）

A. 热疗机　　B. ^{192}铱后装机

C. 深部 X 线治疗机　　D. 加速器

4. 食管癌最常见的组织学病理类型是：（　　）

A. 腺癌　　B. 鳞状细胞癌

C. 黏液表皮癌　　D. 肉瘤

5. 食管癌放疗后出现梗阻，下列说法哪项是错误的：（　　）

A. 明显与进食有关　　B. 多数发生很突然

C. 梗阻后可滴水不进　　D. 与放疗纤维化无关

6. 加速器在进行 SSD 治疗时，照射野的大小是指：（　　）

A. 皮肤表面　　B. 皮下 0.5 cm

C. 皮下 3 cm　　D. 肿瘤中心平面

7. 乳房癌作胸壁切线照射时，肺组织照得越少越好，一般不应超过多大厚度？（　　）

A. 1～2 cm　　B. 2～3 cm

C. 3～4 cm　　D. 4～5 cm

8. 下列哪项描述是错误的？（　　）

A. 楔形板角与楔形角是相同的概念

B. 楔形板角与楔形角是两个完全不同的概念

C. 板角越小，其产生的楔形角越小

D. 板角越大，其产生的楔形角越大

9. 实施鼻咽癌放疗与拔除患牙的时间顺序为：（　　）

A. 拔除患牙前　　B. 与拔牙同时进行

C. 拔除患牙后　　D. 以上都不对

10. 鼻咽癌急性口腔黏膜反应多发生在什么放疗剂量范围内？（　　）

A. DT：65～70 Gy　　B. DT：50～60 Gy

C. DT：2～3 Gy　　D. DT：20～30 Gy

11. 预防头颈部肿瘤放射性颌骨骨髓炎的有效方法是：（　　）

A. 多饮开水　　B. 多服维生素类药物

C. 多吃蒜类食物　　D. 疗前除去龋齿及残牙

12. 鼻咽癌患者根治性放疗后拔牙，可能出现：（　　）

A. 面部蜂窝织炎　　B. 颌骨骨髓炎

C. 面部软组织纤维化　　D. 颅神经损伤

13. 鼻咽癌最常见的组织学病理类型有：（　　）

A. 未分化癌　　B. 黏液表皮样癌

C. 鳞状细胞癌　　D. 泡状核细胞癌

14. 乳腺癌常用哪些照射野放疗？（　　）

A. 内切线野＋外切线野

B. 内乳野＋切线野

C. 腋锁野＋内乳野

D. 胸壁切线野＋腋锁野＋内乳野

二、问答题

1. 放射性脊髓病有何症状？放疗中脊髓的耐受量是多少？

2. 食管中段癌根治性放疗采用三野照射的优点有哪些？

3. 简述近距离放疗技术。

4. 何谓根治性放疗？

5. 何谓岩蝶综合征？

6. 简述放射性口腔黏膜炎的预防措施。

参考答案

一、单项选择题

1. C　**2.** B　**3.** D　**4.** B　**5.** D　**6.** A　**7.** B　**8.** A

9. C　**10.** D　**11.** D　**12.** B　**13.** C　**14.** D

二、问答题

1. 放射性脊髓病又称放射性脊髓损伤，有低头触电感，并向四肢末端放射，严重者可出现脊髓的横贯性损伤，病人完全瘫痪，大小便失禁。脊髓的耐受量是 45 Gy。

2. 食管中段癌根治性放疗采用三野照射的优点是：

（1）靶剂量均匀，合理。

（2）脊髓量低。

（3）肺受损伤的面积小。

（4）病人照射部位舒适，三个野用同一体位可大大提高照射的准确性与可重复性。

（5）这种照射设计可尽可能地避开脊髓。

3. 放射治疗分为近距离照射与远距离照射。近距离照射是指放射源置于肿瘤附近或肿瘤组织中进行治疗的放疗方式。具有局部剂量高、剂量分布不均匀和照射时间短等特点，广泛用于鼻咽、口腔、气管、食管、阴道、宫颈、宫体、直肠等部位的肿瘤治疗，亦可用于脑、头颈部、肺及肢体软组织肉瘤的组织间照射。

4. 根治性放疗是希望局部肿瘤得到控制，获得较好效果的放疗。要求放疗部位精确，肿瘤内剂量分布均匀，正常组织受量少，照射技术重复性好。但根治性放疗只是一种期望能够控制肿瘤的治疗方案设计形式，其实际效果因病因人而异。

5. 岩蝶综合征是肿瘤侵及破裂孔、岩骨尖后继续往前外卵圆孔和海绵窦一带发展产生的一系列症状：首先出现外展神经麻痹，继而顺次出现Ⅴ、Ⅲ、Ⅳ、Ⅱ颅神经麻痹。

6. 放射性口腔黏膜炎的预防措施如下：

（1）向患者讲述放射性口腔炎产生的原因，让患者保持口腔清洁，坚持预防性漱口。

（2）指导患者正确使用各种漱口液。

（3）每周检查患者口腔，观察口腔黏膜状况及口腔分泌物情况，发现异常及时记录和处理。

（4）指导患者多饮水，多吃水果、蔬菜，合理进食。

（5）充分的休息有助于口腔炎的预防和治疗。

肿瘤病人中医常见处理

问答题

1. 简述中医常用诊法。

2. 简述中医治疗肿瘤的原则和方法。

参考答案

问答题

1. 中医常用诊法为：

望诊：用视觉去观察患者的全身和局部的情况。如精神、气色、体态和舌质、舌苔、皮肤、黏膜等变化。

闻诊：用听觉和嗅觉去感知患者的声音、气味。

问诊：通过询问了解病程、治疗经过、目前症状、个人病史、家族史、居处环境、工作条件、个人嗜好、生活习惯、婚姻及妇女经产哺乳史等。

切诊：通过脉诊、触诊了解患者的全身状况和局部体征。

2. (1) 治疗原则：从整体观出发，重视辨证施治，以扶正与祛邪相结合，治标与治本相结合，同病异治，异病同治，因时、因地、因人制宜等为治疗原则。

(2) 治疗方法：常用的法则有扶正培本法、活血化瘀法、清热解毒法、软坚散结法、以毒攻毒法等。

肿瘤病人的心理反应及干预

一、单项选择题

患者梁某，女性，34 岁，诊断为肺癌并双肺转移、胸腔积液。患者反复多次住院，已治疗一年余，但胸痛、气促、不能平卧症状始终不能缓解。患者情绪焦虑，有埋怨心理，容易激动。一个周末的上午，值班护士为其输液，护患沟通过程中未发现任何异常，而且有 3 个家属陪伴。但她借故支开所有家属，实施了自杀计划。该患者的反应属于以下哪个心理反应阶段：（　　）

A. 确诊阶段的心理反应　　B. 治疗阶段的心理反应
C. 康复期的心理反应　　D. 否认期的心理反应

二、判断题

化疗除了给病人带来强烈的不适外，化疗的副作用还会影响患者的外在形象。（　　）

三、问答题

试述肿瘤病人的心理干预的原则。

参考答案

一、单项选择题

B

二、判断题

正确

三、问答题

肿瘤病人的心理干预的原则：

(1) 在可能的情况下，医护人员应帮助病人了解病情，使之正确地认识疾病，并使病人的思想感情回到如何配合治疗上来。

(2) 个体化干预：根据病人的具体情况，实施不同的干预。

(3) 心理干预要以收到实际效果为目的，尤其在开始阶段，必须竭尽全力，最大限度地为病人解除痛苦。

化疗药物过敏反应的处理、抗肿瘤药物静脉外渗的处理

一、单项选择题

1. 处理化疗药物外渗时，应禁忌：（　　）

A. 普鲁卡因局部注射　　B. 硫代硫酸钠局部注射

C. 及早热敷　　D. 立即停止给药

2. 恶性肿瘤病人使用化疗药物时，下列哪项不正确？（　　）

A. 使用前了解病人的血象、肝肾功能等情况

B. 药物应缓慢滴注，不可快速注入

C. 某些抗癌药刺激性很强，注射时不可漏出血管外

D. 若不慎将药物漏出血管外，应作局部冷敷

3. 王女士，40 岁，胃癌根治术后化疗期间，血白细胞计数降至 $3\times10^9/L$，血小板 $60\times10^9/L$。处理应首先：（　　）

A. 减少化疗药量　　B. 成分输血

C. 用升血药物　　D. 暂停化疗

二、多项选择题

1. 使用肿瘤化疗药物的注意事项有：（　　）

A. 配制药物应在短时间内使用

B. 药物渗漏至皮下应作局部热敷

C. 使用前要了解患者的血象及肝肾功能

D. 如有胃肠反应就停止用药

E. 注射拔针前要抬高肢体

2. 肿瘤病人治疗阶段心理护理包括下列哪些内容？（　　）

A. 给予病人情感方面的支持，并组织病人参加力所能及的娱乐活动，以分散其注意力

B. 语言恰当，行为规范，避免病人产生不必要的怀疑

C. 进行术前、术后的心理交流，以解除病人术前恐惧、焦虑心理，促进术后康复

D. 帮助病人重新认识生命的价值

E. 宣传家庭护理中心理护理的重要性

三、判断题

1. 化疗药物使用中出现皮疹、瘙痒可用热水洗，避免化学、物理刺激。（　）
2. 肿瘤化疗病人口腔发生真菌感染时可口服制霉菌药物或以4%碳酸氢钠清洁口腔。（　）
3. 化疗选择最佳的穿刺部位时，静脉穿刺点的下方避免在24小时内重新穿刺。（　）

四、填空题

1. 化疗后需严密观察病人血象、黏膜情况，根据需要监测生命体征，出现__________时，要实施保护性隔离，必要时进层流室。
2. 抗癌药物化疗时，如果需要用多种药物，应先注入__________的；如果均为发疱性，则应先注入__________的那一种，两次给药之间以______或______冲洗管道。
3. 预防化疗药物过敏反应时应做到：及时准确给药、____________、____________________、使用输液泵按时匀速给药。
4. 化疗期间观察病人的一般状况，根据需要监测生命体征、化疗副反应，化疗反应明显或出现______、______、______、高尿酸血症、高钙血症等并发症时，应及时处理。

五、问答题

试述化疗药物外渗的处理？

参考答案

一、单项选择题

1. C　**2.** B　**3.** D

二、多项选择题

1. ACE　**2.** ACD

三、判断题

1. 错误。改为：化疗药物使用中出现皮疹、瘙痒避免用热水擦、冲、洗，避免化学、物理刺激。

2. 正确　　**3.** 正确

四、填空题

1. Ⅲ～Ⅳ度骨髓抑制

2. 非发疱性　容量最少　生理盐水　葡萄糖液

3. 药物现配现用　根据药物选用专用输液皮条

4. 出血　感染　穿孔

五、问答题

化疗药物外渗处理的目的在于限制发疱扩散和减少永久性损伤，如疑有外渗或一旦发生外渗，应立即停止输注，并按下列程序处理：

(1) 保留针头，接注射器回抽，以清除残留在针头及皮管内的药液，吸取皮下水疱液。

(2) 注射部位可选用适宜的解毒剂(静脉或局部)。

(3) 如无解毒剂，可立即拔除针头，及时用生理盐水 10 ml +2%利多卡因 5 ml+地塞米松 5 mg 在距外渗部位的外缘 2.5～3 cm 处作环行封闭，再调整针头角度向外渗中心封闭。

(4) 抬高患肢，局部冷敷。一般冷敷 24 小时。但草酸铂发生外渗禁忌冷敷。

(5) 必要时也可选用喜疗妥软膏或如意黄金散等中药外敷。

(6) 第二天开始局部可用激光照射，每日一次，每次 10 分钟，直至痊愈。

(7) 对注射部位严密观察并做好记录。记录内容包括发生的时间、静脉进针部位和针头大小、估计药物外渗量、处理外渗的方法、病人的主诉及局部体征等。

肿瘤术后专科护理

一、单项选择题

1. 乳腺癌根治术后的护理中，不正确的是：（　　）

A. 病人术后血压平稳后可取半卧位

B. 观察患肢远端血液供应情况

C. 在患侧上肢测血压、采血和注射

D. 术后 10 日内上肢负重不宜过大或过久

2. 喉癌行水平半喉切除，术后 2～3 天应保持何种体位？（　　）

A. 头自由位　　B. 头前屈位

C. 头过伸位　　D. 头后仰位

二、多项选择题

胸腔闭式引流管安放位置正确的是：（　　）

A. 排气管可置于锁骨中线第 2 肋间

B. 排液管可置于腋前线第 6～8 肋间

C. 排液管可置于腋中线第 6～8 肋间

D. 排液管可置于腋后线第 6～8 肋间

E. 脓胸常选在胸腔的最低位

三、判断题

1. 外阴癌患者术后早期应保持平卧、髋关节伸直位。（　　）

2. 脑室引流者，引流瓶液体排出口高度应高于病人头部 20～25 cm。（　　）

四、填空题

全肺切除病人应严格控制______的摄入，24 小时补液量控制在________以内，速度以________为宜。

五、问答题

结肠癌手术后肠造口的护理要点有哪些？

参考答案

一、单项选择题

1. C　　**2.** B

二、多项选择题

ACD

三、判断题

1. 正确

2. 错误。改为：脑室引流者，引流瓶液体排出口高度应高于病人头部10～15 cm。

四、填空题

钠盐　2 000 ml　20～30 滴/分

五、问答题

结肠癌手术后肠造口的护理要点有：

(1) 观察并记录造口的活力、高度、形状、大小、位置、类型、模式；评估造口功能恢复情况。

(2) 造口缝线拆除时间为术后 7～10 天。

(3) 选择合适的造口袋，示范并教会病人及家属更换造口袋。

(4) 饮食指导：勿暴饮暴食，避免进食刺激性大，易引起便秘、消化不良、腹胀、腹泻、恶臭味等症状的食物。

肿瘤放疗专科护理

问答题

1. 简述对放射性口腔黏膜反应的常规护理要求。
2. 简述对放射性肺炎的常规护理要求。
3. 简述对放射性食道炎的常规护理要求。
4. 简述对放射性肠炎的常规护理要求。
5. 简述对鼻咽癌大出血的常规护理要求。

参考答案

问答题

1. 放射性口腔黏膜反应常规护理要求如下：

(1) 预防为主，治疗前即开始注意口腔卫生，养成良好的口腔卫生习惯。

(2) 观察口腔黏膜及口腔分泌物情况，并做好记录。

(3) 充分的休息有助于口腔炎的预防和治疗。

(4) 指导患者忌食刺激性食物。已发生口腔溃疡和口腔炎的患者宜进温流质和半流质食物。疼痛严重者，可在饭前给予适量黏膜麻醉剂；严重的口腔溃疡者应禁食，给予肠外营养。

(5) 口腔溃疡患者可用口腔清洁剂和促进黏膜生长的药物行口腔护理，以促进黏膜生长和修复。

2. 放射性肺炎常规护理要求如下：

(1) 注意保暖，保持病室内空气新鲜，防止呼吸道感染；提供安静舒适的休养环境，减少不良刺激。

(2) 指导患者进行有效咳嗽，进行深呼吸练习，锻炼肺功能，指导家属正确的拍背方式，多饮温开水。

(3) 根据医嘱进行雾化吸入，呼吸道分泌物较多时应及时吸痰。

(4) 根据医嘱使用止痛剂并观察疗效。

(5) 气促时行氧气吸入，加强巡视，观察、记录吸氧情况和效果。

(6) 咯血时，及时使用止血药并观察疗效，抚慰患者，稳定情绪，清洁口腔，监测病情变化并做好记录。出现大出血时，应立即通知医师，让病人头偏向一侧将血吐出，防止窒息，并做好抢救配合工作。

3. 放射性食管炎常规护理要求如下：

（1）向患者简明介绍放射性食管炎的相关知识，注意病人情绪变化，做好心理疏导。

（2）避免进食辛辣、过咸、过冷、过热、粗糙等刺激性食物。饮食宜清淡、微温，以半流质、流质为主，少量多餐。根据医嘱给予相应口含药物。

（3）若发生食物梗阻立即通知医师，配合处理；食管水肿者以消炎处理。可让患者试服碳酸饮料。

（4）如上述处理无效，可行食管镜检查。

4. 放射性肠炎常规护理如下：

（1）嘱患者注意休息，注意腹部及全身的保暖。

（2）饮食以易消化吸收、温热为宜，忌油腻，避免生、冷、硬及刺激性食物。

（3）照射前使膀胱充盈，以抬高小肠位置，减少小肠受量。

（4）给予蒙脱石散等肠黏膜保护剂，以减少放射损伤。

（5）给予维斯克等促进黏膜生长药物行保留灌肠，以促进炎症消退。

（6）腹泻严重者，观察患者是否存在脱水表现，给予补液支持治疗。

（7）做好肛周皮肤护理。

5. 鼻咽癌大出血护理常规要求如下：

（1）立即将患者头偏向一侧，嘱将血轻轻咳出，不可咽下或憋气。出血量大、血块多时立即用吸引器帮助患者吸出血液。

（2）开通双路静脉通道，必需时配血。给予吸氧，心电监护。遵医嘱予扩容、升压、输血等治疗。

（3）准备好鼻咽填塞盒，检查鼻咽栓子的拉线是否牢固，必要时配合医师进行前后鼻孔填塞。

（4）抢救过程中由专人记录抢救过程、抢救用药，抢救结束立即完善各项记录。

（5）嘱患者卧床休息，避免用力咳嗽、咳痰。出血期间禁食，出血停止后给予流质饮食，并视病情随时调整。

肿瘤化疗专科护理

问答题

1. 简述肿瘤病人化疗前的护理观察要点。
2. 简述肿瘤病人化疗期间的护理观察要点。
3. 简述肿瘤病人化疗后的护理观察要点。

参 考 答 案

问答题

1. 肿瘤病人化疗前的护理观察要点包括：

(1) 评估患者血象、各脏器功能。

(2) 评估患者的生命体征，有无其他慢性疾病。

(3) 评估患者皮肤黏膜情况。

(4) 了解患者有无药物过敏史。

(5) 了解患者的化疗方案以及所用化疗药物的性质。

(6) 了解患者的外周静脉条件，有意识地保护静脉。

2. 肿瘤患者化疗期间的护理观察要点包括：

(1) 评估给药方法、剂量、时间、速度是否正确。

(2) 评估使用药物的刺激性，静脉给药时选择的血管是否符合要求，给药时有无外渗，输液是否通畅。

(3) 评估患者的化疗反应，如静脉炎，消化道反应，肝、肾、心脏毒性，神经毒性等。

(4) 评估患者的血象及各脏器功能。

(5) 评估患者的饮食情况及化疗期间的休息情况。

(6) 评估患者的心理状态。

3. 肿瘤病人化疗后的护理观察要点包括：

(1) 评估患者治疗后临床症状有无改善。

(2) 评估患者的食欲情况。

(3) 评估患者有无化疗不良反应及并发症的发生。

(4) 评估患者的实验室检查指标。

颅内高压处理

一、填空题

颅内高压主要表现为__________、__________和__________。

二、简答题

试述颅内高压的救治方案。

参考答案

一、填空题

头痛　喷射性呕吐　视神经盘水肿

二、简答题

颅内高压的救治方案：

(1) 体位：清醒者取半卧位减轻颅压，昏迷者侧卧以利口腔分泌物及呕吐物引流。

(2) 保持呼吸道通畅，吸氧以纠正脑水肿。

(3) 限制水、钠摄入。

(4) 头部降温。

(5) 脱水：20%甘露醇快速静脉滴注。

(6) 激素：氢化可的松。

(7) 治疗原发疾病：放疗、化疗、手术等。

心包积液和心包压塞处理

简答题

试述心包积液和心包压塞的救治方案。

参 考 答 案

简答题

心包积液和心包压塞的救治方案：

(1) 一般处理：吸氧，保持静脉输液通道通畅，必要时使用强心、利尿、镇静剂等。

(2) 心包穿刺：是缓解、救治心包积液和心包压塞的最重要措施。在二维B超的引导下，心包内置管间断性或持续性引流是一种改善心脏搏血量安全有效的方法，应作为首选。

(3) 局部治疗：心包穿刺抽液后注入硬化剂，并行心包开窗术、心包切除术及放射治疗。

(4) 针对原发病进行相应处理。肿瘤所致者，心包穿刺时可在心包腔内注入化疗药物，药物种类依据肿病类型选用。

重要脏器功能衰竭处理

一、单项选择题

1. Ⅱ型呼吸衰竭，有严重的二氧化碳潴留，下列哪项变化是不正确的？（　　）

A. 呼吸性酸中毒　　B. 脑血流量降低
C. 肾排泄碳酸氢盐减少　　D. 神志障碍

2. 慢性呼吸衰竭缺氧明显伴二氧化碳潴留时，采用氧疗的给氧浓度，下列哪项是正确的？（　　）

A. 小于25%　　B. 小于35%
C. 小于45%　　D. 小于55%

3. 左心衰竭最早出现的临床症状是：（　　）

A. 疲乏无力　　B. 劳力性呼吸困难
C. 阵发性夜间呼吸困难　　D. 夜间卧床时咳嗽

4. 使用利尿剂治疗心力衰竭，下列哪项是错误的？（　　）

A. 保钾利尿剂宜持续应用
B. 轻者宜选用噻嗪类或袢利尿剂间歇应用
C. 有肾功能不全时应选用袢利尿剂
D. 噻嗪类利尿剂剂量与效应呈线性关系

5. 慢性肾衰竭时最常见的电解质紊乱是：（　　）

A. 代谢性酸中毒、高血磷、低血钙
B. 代谢性碱中毒、低血磷、低血钙
C. 代谢性酸中毒、高血钾、高血钙
D. 代谢性酸中毒、高血磷、高血钙

6. 急性肾衰少尿或无尿期常见的致死原因是：（　　）

A. 高磷血症与低钙血症　　B. 低钠血症
C. 低氯血症　　D. 高钾血症

二、问答题

1. 简述呼吸衰竭的治疗原则。

2. 简述急性心力衰竭的处理原则。

3. 简述急性肾功能不全的防治原则。

参考答案

一、单项选择题

1. B　**2.** B　**3.** B　**4.** D　**5.** A　**6.** D

二、问答题

1. 呼吸衰竭的治疗原则为：

(1) 建立通畅的气道：采取各种措施，解除呼吸道梗阻，保持呼吸道通畅，必要时建立人工气道。

(2) 氧疗：在不伴有二氧化碳潴留时可给予较高氧浓度吸入；伴有明显二氧化碳潴留者，原则上应给予低浓度氧吸入。

(3) 增加通气量，减少 CO_2 潴留。

(4) 纠正酸碱平衡失调和电解质紊乱。

(5) 抗感染治疗。

(6) 防治并发症。

(7) 营养支持。

2. 急性心力衰竭的处理原则：

(1) 抢救措施

① 体位：坐位、双腿下垂，以减少静脉回流。

② 高流量鼻管给氧。

③ 应用吗啡。

④ 快速利尿。

⑤ 应用血管扩张剂。

⑥ 应用洋地黄类药物。

⑦ 应用氨茶碱或糖皮质激素。

(2) 经抢救缓解后，寻找病因并处理。

3. 急性肾功能不全的防治原则：

(1) 合理用药，以避免毒性物质对肾脏的损害作用。

(2) 积极抢救危重病人，预防休克的发生。

(3) 适当输入液体，以维持体内水、电解质平衡。

(4) 处理高钾血症。

(5) 控制酸中毒。

(6) 控制氮质血症。

(7) 积极抗感染。

(8) 透析疗法，包括血液透析（人工肾）和腹膜透析。

心肺脑复苏

一、名词解释

心肺复苏

二、单项选择题

1. 循环骤停进行复苏时最有效的药物是：（　　）

A. 肾上腺素　　B. 异丙肾上腺素

C. 去甲肾上腺素　　D. 间羟胺

2. 关于心脏复苏，以下哪项是正确的？（　　）

A. 房颤是心搏骤停的一种类型

B. 心脏复苏时，首选心内注射给药

C. 胸外心脏按压的正确部位是胸骨中部（成人）

D. 电除颤是治疗室颤最有效的方法

3. 关于脑复苏脱水疗法下列哪项不正确？（　　）

A. 应以增加排出量来完成

B. 应维持血液渗透压在 280～330 mmol/L

C. 常用药为呋塞米，快速利尿

D. 血浆白蛋白可同时使用

参考答案

一、名词解释

心肺复苏：心跳呼吸停止后，为使循环呼吸功能恢复而采取的抢救措施称为心肺复苏（CPR）。

二、单项选择题

1. A　**2.** D　**3.** C

肿瘤病人营养不良的处理

问答题

1. 肿瘤病人营养不良的临床表现有哪些？
2. 肿瘤病人营养不良时如何选择营养支持方法？
3. 营养支持治疗时如何选择营养制剂？
4. 营养支持治疗应该注意什么？

参考答案

问答题

1. 营养不良主要有三类：① 蛋白质营养不良；② 蛋白质-能量营养不良；③ 混合型营养不良。临床表现如下：

(1) 蛋白质营养不良：可表现为人血白蛋白、转铁蛋白降低，细胞免疫与总淋巴细胞计数也降低；在人体测量数值正常的情况下，临床上易被忽视，只有通过内脏蛋白与免疫功能的测定才能诊断。

(2) 蛋白质-能量营养不良：病人由于蛋白质-能量摄入不足而逐渐消耗肌肉组织与皮下脂肪，临床上表现为体重下降，人体测量数值及肌酐身高指数均较低，但血清蛋白可维持在正常范围。

(3) 混合型营养不良：病人由于长期营养不良而表现有上述两种营养不良的某些特征，是一种非常严重、危及生命的营养不良。骨骼肌与内脏蛋白质均有下降，内源脂肪与蛋白质储备空虚，多种器官功能受损，感染与并发症的发生率均升高。

2. (1) 营养支持途径

① 肠外营养：腔静脉、周围静脉。

② 肠内营养：口服、胃造口、鼻胃管、空肠造口等，适合于胃肠道功能正常或有部分功能的病人。

(2) 营养支持方法和途径的选择原则

① 肠外营养与肠内营养两者之间应优先选择肠内营养。

② 周围静脉营养与中心静脉营养两者之间，长期供给优先选用中心静脉营养，短期供给优先选用周围静脉营养。

③ 肠内营养不足时，可用肠外营养加强。

④ 营养需要量较高或期望短期内改善营养状况时可用肠外营养。

⑤ 营养支持时间较长应设法应用肠内营养。

3. (1) 肠外营养支持营养液的配制

① 氮源:复方氨基酸溶液;② 能源:葡萄糖溶液,脂肪乳剂;③ 复方维生素溶液;④ 适量的电解质和微量元素。

(2) 肠内营养制剂的选择

① 高代谢状态的病人应选择高能量类型的配方。

② 消化功能受损(如胆道梗阻、胰腺炎)或吸收功能障碍(如广泛肠切除、放射性肠炎)的病人,需要简单、易吸收的配方(如水解蛋白、肽或氨基酸、低聚糖、低脂);如消化道功能完好,则可选择含完整蛋白质、多聚糖或较多脂肪的肠内营养配方。

③ 直接输入小肠的营养液应尽可能选用等渗的配方。

④ 病人如对某些营养物质过敏或不能耐受,若病人出现恶心、呕吐、肠痉挛、腹胀等,又不能停止营养补充的病人,则宜改用肠外营养。

4. (1) 肠外营养支持时如有高热、寒战等导管感染征者,应拔除导管,给予相应的抗感染处理。

(2) 肠外营养支持时,应该监控血糖在 8.4 mmol/L 以下,监测水、电解质平衡,注意水、钠、钾的补充,纠正酸中毒。

(3) 肠内营养支持时应注意喂养管的位置及灌注速率,采取床头抬高 30°、避免夜间灌注、检查胃充盈程度及胃内残留量等措施,防止误吸。若胃内残留量超过 100～150 ml,应减慢或停止输入。

(4) 可利用腹泻作为确定肠内营养支持用量的上限。处理无效的严重腹泻病人应停止肠内营养支持。

(5) 应注意肠内营养液的浓度,预防高渗肠内营养液导致腹泻而产生脱水、高血钠、氮质血症等并发症。加强病人的监护,观察血液中电解质的变化及尿素氮的水平,严格记录病人的出入量。

水代谢紊乱处理

一、单项选择题

1. 当病人出现血容量不足的症状时，说明在短期内体液丧失已达体重的：（　　）

A. 3%　　B. 5%

C. 7%　　D. 10%

2. 高渗性缺水与低渗性缺水临床表现的主要鉴别点是：（　　）

A. 手足麻木　　B. 口渴明显

C. 视力模糊　　D. 恶心、呕吐

3. 女性，50 岁，因反复呕吐 5 天入院。患者神志不清，腱反射减低，脉搏 120 次/分，血压 70/50 mmHg，测血清钠为 118 mmol/L。应诊断为：（　　）

A. 轻度缺钠　　B. 中度缺钠

C. 重度缺钠　　D. 中度缺水

二、问答题

1. 试述水中毒的诊断要点。
2. 试述水中毒的治疗原则。

参考答案

一、单项选择题

1. B　　2. B　　3. C

二、问答题

1. 水中毒的诊断要点：

(1) 存在诱发水中毒的原发病因。

(2) 有水中毒的临床表现：病人体重明显增加，皮肤苍白而湿润，有时唾液、泪液增多。急性发病者由于脑细胞肿胀可造成颅内压增高，引起一系列神经、精神症状，如头疼、嗜睡、躁动、精神紊乱、定向力失常、谵妄，甚至发生昏迷和脑疝。慢性发病者可有无力、恶心、呕吐、嗜睡等。

(3) 实验室检查：红细胞计数、血红蛋白量、红细胞比积和血浆蛋白量均降低；血浆渗透压降低；红细胞平均容积增加，红细胞平均血红蛋白浓度降低；尿钠一般大于 20 mmol/L，可与低渗性缺水相鉴别。

2. 水中毒的治疗原则：

(1) 一经诊断，立即停止水分摄入。

(2) 严重者应采用利尿剂促进水分排出，以减轻脑水肿。方法：

① 渗透性利尿剂 20%甘露醇或 25%山梨醇 200 ml 静脉快速滴入(20 min 内滴完)。

② 静脉注射袢利尿剂，如呋塞米(速尿)；或者静脉滴注 3%～5%氯化钠溶液，以迅速改善体液的低渗状态和减轻脑细胞肿胀。

③ 危急病例可积极采取血液超滤。

④ 注意纠正钾代谢失常及酸中毒。

电解质代谢紊乱处理

一、单项选择题

1. 低钾性碱中毒常出现于： （ ）

A. 尿毒症　　B. 胃肠减压

C. 术后少尿　　D. 挤压创伤

2. 低钾血症患者，补钾后病情仍无改善时，应首先考虑缺乏： （ ）

A. 镁　B. 磷　C. 钠　D. 氯

3. 高钾血症的心电图表现不应为： （ ）

A. QRS 波变宽　　B. 出现 U 波

C. 高而尖的 T 波　　D. PR 间期延长

4. 下列哪项不符合低钾血症的临床表现？ （ ）

A. 肌无力，腱反射减退　　B. 腹胀、肠麻痹

C. 心率快，心律失常　　D. 尿量少，呈碱性

二、问答题

1. 试述低钾血症的治疗原则。

2. 试述高钾血症的治疗原则。

参考答案

一、单项选择题

1. B　**2.** A　**3.** B　**4.** D

二、问答题

1. 低钾血症的治疗原则：

(1) 积极处理原发疾病。

(2) 补钾治疗：常用药物有氯化钾、枸橼酸钾和醋酸钾、谷氨酸钾、L-门冬氨酸钾等，须根据具体病情选择合适的钾剂、补钾量和给药途径，控制补钾速度。

(3) 注意如下事项：

① 必须检查肾功能，注意尿量和尿排钾量。

② 静脉补钾须注意控制输液浓度、补钾速度和每日补钾总量。

③ 难治性低钾血症需要注意纠正碱中毒和低镁血症。

④ 补钾后可加重原有低钙而出现手足抽搐，应注意补钙。

2. 高钾血症的治疗原则：

(1) 对于危急症者立即用高渗钠盐促进肾脏排钾：11.2%乳酸钠溶液 60～100 ml，或者 4%～5%碳酸氢钠 100～200 ml，或者 3%～5%氯化钠 100～200 ml缓慢静滴，一般数分钟起效，注意观察，防止诱发肺水肿。

(2) 应用呋塞米、依他尼酸、氢氯噻嗪类排钾利尿剂促进肾脏排钾。

(3) 钙剂对抗钾的心肌毒性：10%葡萄糖酸钙 10～20 ml 加等量 25%葡萄糖溶液，缓慢静脉注射，一般数分钟起效，但只维持不足 1 h，可多次注射；也可采用 5%氯化钙溶液。

(4) 葡萄糖和胰岛素促进钾转移至细胞内：25%～50%葡萄糖 100～200 ml，按 5 g 糖 1 U 胰岛素静脉滴注。必要时 3～4 小时重复用药。

(5) 对于危重病人特别是由肾衰竭引起者，应采用透析疗法。

酸碱平衡失调处理

一、单项选择题

男，67岁，感染性休克24小时，测动脉血气分析示：pH 7.30，$PaCO_2$ 40 mmHg，PaO_2 80 mmHg，BE^-3 mmol/L，HCO_3^- 13 mmol/L。其存在的酸碱紊乱为：（ ）

A. 呼吸性碱中毒

B. 呼吸性碱中毒合并代谢性酸中毒

C. 失代偿性呼吸性酸中毒

D. 失代偿性代谢性酸中毒

二、问答题

1. 试述代谢性碱中毒的治疗原则。

2. 试述代谢性酸中毒的治疗原则。

参考答案

一、单项选择题

D

二、问答题

1. 代谢性碱中毒的治疗原则：

(1) 应积极治疗原发疾病。

(2) 轻症低氯性碱中毒：可输注等渗盐水或葡萄糖盐水；必要时可补充盐酸精氨酸。

(3) 严重碱中毒（血浆 HCO_3^- 浓度 45～50 mmol/L，pH＞7.65）时应迅速中和细胞外液中过多的 HCO_3^-，可应用稀释的盐酸溶液（0.1 mol/L 或 0.2 mol/L），经中心静脉导管缓慢滴入（25～50 ml/h）。每4～6小时监测血气分析及血电解质。必要时第二天可重复治疗。

(4) 在病人尿量超过40 ml/h时，须同时补给氯化钾，以纠正细胞内外离子的异常交换，终止尿液中继续排 H^+，利于加速碱中毒的纠正。

(5) 纠正碱中毒不宜过于迅速，一般也不要求完全纠正，关键是解除病因，碱中毒就很容易彻底治愈。

2. 代谢性酸中毒的治疗原则：

（1）积极治疗原发病因。

（2）代谢性酸中毒较轻，血浆 HCO_3^- 在 16～18 mmol/L 的病人，应积极消除病因，辅以补充液体、纠正缺水，酸中毒常可自行纠正，不必应用碱性药物。

（3）低血容量性休克病人，可伴有代谢性酸中毒，经补液、输血以纠正休克之后，轻度的代谢性酸中毒可被随之纠正。对这类病人不宜过早使用碱剂，否则反而可能造成代谢性碱中毒。

（4）对血浆 HCO_3^- 低于 10 mmol/L 的重症酸中毒病人，应立即输液和用碱剂进行治疗。常用的碱性药物：5％的碳酸氢钠溶液。输液时须正确估算 $NaHCO_3$ 用量，注意输注方法，防止输液过快。

多器官功能障碍综合征(MODS)处理

问答题

1. 什么是 MODS?

2. 试述 MODS 诊断要点。

3. 叙述 MODS 的防治。

参考答案

问答题

1. MODS 是指在严重感染、创伤、大手术、休克、病理产科、心肺复苏后等状态下,机体同时或相继发生 2 个或 2 个以上器官功能损伤或衰竭的临床综合征。

2. MODS 诊断要点:

(1) 有严重创伤、休克、感染等诱发因素。

(2) 存在持续高代谢、高动力循环和异常耗能等全身炎症反应综合征(SIRS)反应与脓毒血症表现,以及相应的临床表现。

(3) 存在 2 个以上器官功能不全。

3. MODS 的治疗应以预防为主。在发生 MODS 后,应在处理原发病的基础上积极处理各脏器的功能障碍,打断病理生理的连续发展过程,使机体得到康复。按处理阶段可分为以下 3 个治疗时期。

(1) 复苏阶段:在复苏过程中,应对疾病的发展和转归有一个明确的认识。对有可能发展为 MODS 的高危患者,在积极处理原发病的基础上,合理的液体复苏是预防 MODS 发生的关键,其主要作用是恢复和维持理想的组织灌注与氧合。正确使用液体复苏,选用晶体与胶体应合理匹配,同时要严密监测血氧状况及血清乳酸,使用漂浮导管计算氧输送和氧耗以指导液体复苏。

(2) 手术干预:对各种严重创伤的早期,手术治疗及化脓灶的早期手术切开彻底引流,有可能及时有效中断 MODS 的发展,有利于治疗的成功。及时有效的手术治疗可大大降低死亡率。去除坏死和污染的组织将有助于减少伤口细菌负荷,抑制巨噬细胞活化,使局部免疫机制恢复正常,降低感染和炎症的过度激活,预防 MODS 的发生。导致 MODS 的感染灶,一般单靠抗生素不能逆转。

（3）ICU 阶段

① 控制感染，采用序贯性抗生素治疗。包括 3 个给药阶段：第一，在细菌培养和药敏报告之前，应按照使用抗生素原则给药，联合应用抗需氧菌和抗厌氧菌抗生素，同时注意抗生素对肝肾功能的影响；第二，取得药敏报告后，应选用针对性更强的抗生素进行治疗以取得最佳疗效，并需预防二重感染的发生；第三，在抗生素治疗 7～9 天后，若患者情况明显好转，可改换口服治疗。

② 代谢营养支持：应根据病人具体情况，采用分阶段代谢营养支持治疗。第一阶段即患者处于高度应激状态，有效循环量、水电解质平衡得到初步处理后，胃肠功能仍处于明显障碍时，应采用完全的胃肠外营养，提高机体免疫力。第二阶段即病情有所缓解，胃肠道功能明显恢复时，可肠内、肠外营养同时进行。第三阶段即病情得到完全控制，胃肠道功能完全恢复时，逐步过渡肠内营养。

③ 呼吸和循环的支持：合理地使用血管活性药物及早期机械通气是目前治疗的主要手段。

④ 血液净化：扩容与人工透析可以清除过多的炎性介质和细胞因子及内毒素。

⑤ 中西医结合治疗。

⑥ 积极促进机体的修复与愈合。

⑦ 基因治疗。

肿瘤治疗中血糖的调节和控制

一、名词解释

1. 糖尿病
2. “三多一少”
3. 低血糖症

二、判断题

根据新的糖尿病分类方法，糖尿病可分为胰岛素依赖型和非胰岛素依赖型糖尿病。（　）

三、问答题

1. 简述肿瘤患者发生低血糖症的主要因素。
2. 简述肿瘤患者糖尿病的主要形成原因。
3. 简述糖尿病的常见继发病症。
4. 简述糖尿病新的分类方法。
5. 简述糖尿病的诊断标准。
6. 简述低血糖症的诊断。
7. 试述在肿瘤诊治中对糖尿病的防治措施。
8. 试述肿瘤患者低血糖症的预防和治疗。

参考答案

一、名词解释

1. 糖尿病：是一组以慢性血浆葡萄糖（简称血糖）水平增高为特征的代谢疾病群，以多尿、多饮、多食和体重下降的代谢紊乱症状群为典型症状，可伴发或继发高血压、脂肪肝、感染、血管硬化性病变和神经病变，以及糖尿病酮症酸中毒和高渗性非酮症糖尿病昏迷等急性症状。

2. “三多一少”：即糖尿病人的多尿、多饮、多食和体重下降症状。

3. 低血糖症：指由多种原因引起的血浆葡萄糖浓度过低所致的以脑细胞缺糖为主的综合征。

二、判断题

错误。应为:根据新的糖尿病分类方法,糖尿病分为1型糖尿病、2型糖尿病、其他特殊类型糖尿病和妊娠糖尿病。

三、问答题

1. 肿瘤患者发生低血糖症主要与以下因素有关:

(1) 许多胰外肿瘤,如纤维肉瘤、间皮瘤、原发性肝癌等分泌类胰岛素生长因子,诱发低糖血症反应。

(2) 化疗药物造成恶心、呕吐、无食欲、腹泻及胃炎,导致营养不良,血糖降低。

(3) 放射治疗引起恶心、呕吐及影响食欲,还可致进食困难,造成能量摄入减少。

(4) 头颈部外科根治手术常影响咀嚼及吞咽,胃肠道不同部位的切除术造成的吸收不良。

(5) 肿瘤组织的高能量消耗。

2. 肿瘤患者糖尿病的病因,可根据糖尿病与肿瘤疾病的关系,归结为以下3个方面:

(1) 肿瘤合并糖尿病:恶性肿瘤发病以中老年人为主,常合并原发性糖尿病。

(2) 肿瘤继发糖尿病:原发性或转移性胰腺肿瘤破坏胰岛,导致胰岛素分泌不足,造成血糖升高。某些肿瘤分泌具有生物活性的蛋白质或多肽类激素或其前体,拮抗胰岛素,造成糖代谢异常,使血糖升高。

(3) 治疗继发糖尿病:胰脏切除,引起胰岛素及其他激素分泌减少而使血糖升高;部分化疗药物对胰腺组织造成损伤,导致胰岛素分泌减少,使糖升高;大剂量糖皮质激素的应用也可造成继发性血糖升高。

3. 糖尿病的常见并发症有高血压、感染、冠心病、脑血管硬化等血管硬化性病变和视神经病变,以及糖尿病酮症酸中毒和高渗性非酮症糖尿病昏迷等急性症状。

4. 糖尿病总体上可分为原发性和继发性糖尿病。新的分类方法将糖尿病分为四大类型,即1型糖尿病、2型糖尿病、其他特殊类型糖尿病和妊娠糖尿病,取消了胰岛素依赖型和非胰岛素依赖型糖尿病的概念。

5. 符合下列条件之一者可诊断为糖尿病:

(1) 有典型糖尿病症状,任意时间血糖高于11.1 mmol/L(200 mg/dl)。

(2) 查空腹血糖时,两次或两次以上高于7.0 mmol/L(126 mg/dl)。

(3) 空腹血糖不超过7.0 mmol/L,怀疑为糖尿病者,做口服葡萄糖耐量试验，服糖后2小时血糖超过11.1 mmol/L。若无糖尿病症状，尚需另有一次血糖超过11.1 mmol/L。

上述血糖值为静脉血浆葡萄糖浓度。

6. 低血糖症可依据 Whipple(低血糖)三联征确定：

(1) 低血糖症状。

(2) 发作时血糖<2.8 mmol/L。

(3) 供糖后低血糖症状迅速缓解。

7. 肿瘤疾病诊治中糖尿病防治的主要目标是防止高血糖影响肿瘤诊治方案的实施，为肿瘤治疗创造条件，侧重点在于对血糖升高和严重并发症的防范及相关急性病症的处理。

(1) 葡萄糖监测：治疗前详细询问有无糖尿病病史，做血糖、尿糖常规检测；及时作出糖尿病诊断，防止糖尿病和隐性糖尿病影响治疗。对肿瘤合并糖尿病患者，治疗中和治疗前后进行血糖监测。

(2) 血糖调节和控制

① 药物治疗：常用药物包括人胰岛素、胰岛素类似药物、α-葡萄糖苷酶抑制剂、胰岛素促分泌剂、胰岛素增敏剂等。

② 病因治疗：对于因肿瘤引起的糖尿病，通过手术、放疗和化疗等方法治疗肿瘤，减少或消除机体肿瘤负荷。避免应用对胰岛有损伤的化疗药物。对原发性糖尿病，治疗期间应注意能量供应及胰岛素的补充，防止糖尿病急性并发症的发生。

③ 饮食治疗：合理调配总热量及碳水化合物、蛋白质、脂肪等营养物质比例。

④ 心理支持：肿瘤病人一般心理负担较重，应加强健康教育和心理疏导，增强病人治疗疾病的信心和毅力。鼓励病人作适当的运动，以提高对胰岛素的敏感性，增加肌肉对葡萄糖的摄取和利用。

(3) 急性并发症处理

① 糖尿病酮症酸中毒：对昏迷、失水、休克的糖尿病患者，尤其是原因不明、呼气有酮味、血压降低而尿量不减少者，应立即组织抢救，并进行尿酮体、血酮体、尿糖、血糖检查。对确诊者给予输液、胰岛素、纠正电解质及酸碱平衡失调等治疗；处理感染、创伤、血糖控制不当等诱发因素，并采取积极措施，防治休克、心力衰竭、肾衰竭等严重并发症。

② 高渗性非酮症糖尿病昏迷：症状与糖尿病酮症酸中毒有相似之处，但以嗜睡、幻觉、定向障碍、偏盲、癫痫样抽搐等神经精神症状为主。无酮症或酮症较轻，有肾功能损害。治疗方式与糖尿病酮症酸中毒大致相近，以补液、应用胰岛素和防治并发症为主。

(4) 感染等并发症防范：注意治疗期间特别是围术期血糖的监测和控制，积极防范和处理感染及其诱发的糖尿病酮症酸中毒，以及冠心病、脑血管病、糖尿病性肾病、糖尿病性视神经病变等并发症。

8. 低血糖症预防和治疗：

(1) 纠正低血糖：在发作期病情较轻者，可给予糖类饮食；病情重者，可采取静脉注射或滴注葡萄糖溶液，昏迷病人可同时给予氢化可的松静脉滴注。

(2) 病因治疗：① 对功能性低血糖症，要避免各种诱发因素，且要合理调节饮食，必要时辅以少量安慰剂、镇静剂。② 对因胃大部切除术后引起的低血糖症，可用高蛋白、低糖和少量多次较干的饮食。③ 对器质性低血糖症应针对不同病因治疗，如肿瘤所致应予相应的手术、放疗、化疗等治疗。

(3) 饮食：对于肿瘤患者特别是晚期患者，应少食多餐，进低糖、高蛋白、高纤维、高脂肪饮食，尽量减少对胰岛素分泌的刺激。

(4) 脑水肿处理：若血糖恢复正常后半小时，神志仍不恢复者，应考虑脑水肿，可给予 20%甘露醇 200 ml 静滴脱水。